五脏养生

食疗小手册

随手查 药膳

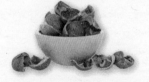

胡维勤　主编

黑龙江出版集团
黑龙江科学技术出版社

图书在版编目（ＣＩＰ）数据

五脏养生药膳随手查 / 胡维勤主编. -- 哈尔滨：
黑龙江科学技术出版社，2017.6
（食疗小手册）
ISBN 978-7-5388-9136-2

Ⅰ.①五… Ⅱ.①胡… Ⅲ.①五脏－食物养生－食谱
Ⅳ.①R247.1②TS972.161

中国版本图书馆CIP数据核字(2017)第028141号

五脏养生药膳随手查
WUZANG YANGSHENG YAOSHAN SUISHOU CHA

主　　编	胡维勤	
责任编辑	宋秋颖	
摄影摄像	深圳市金版文化发展股份有限公司	
策划编辑	深圳市金版文化发展股份有限公司	
封面设计	深圳市金版文化发展股份有限公司	
出　　版	黑龙江科学技术出版社	
	地址：哈尔滨市南岗区建设街41号　邮编：150001	
	电话：（0451）53642106　传真：（0451）53642143	
	网址：www.lkcbs.cn　www.lkpub.cn	
发　　行	全国新华书店	
印　　刷	深圳市雅佳图印刷有限公司	
开　　本	723 mm×1020 mm　1/16	
印　　张	7	
字　　数	120 千字	
版　　次	2017年6月第1版	
印　　次	2017年6月第1次印刷	
书　　号	ISBN 978-7-5388-9136-2	
定　　价	19.80元	

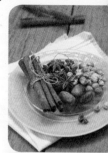

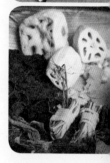

第一章

解读神奇"五脏六腑"，揭开脏腑养生的神秘面纱

第二章

药膳调养心脏，保护好人体的"君主之官"

第三章

药膳护理肝脏，拥护"智勇双全的大将军"

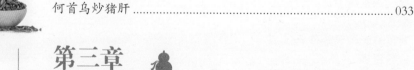

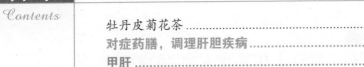

第四章

药膳调养脾胃，爱护人体内的"粮食局长"

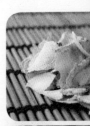
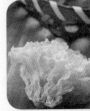
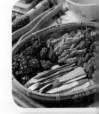
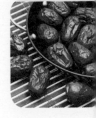

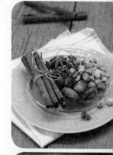

第五章

药膳润肺益气，养好人体内的"相傅之官"

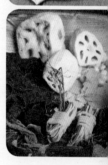

第六章

药膳温补肾脏，养护人体的"作强之官"

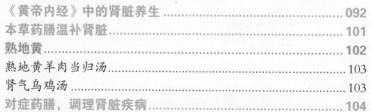

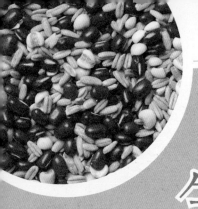

第一章

解读神奇"五脏六腑"，揭开脏腑养生的神秘面纱

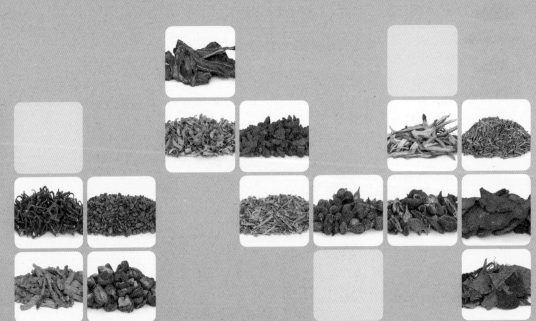

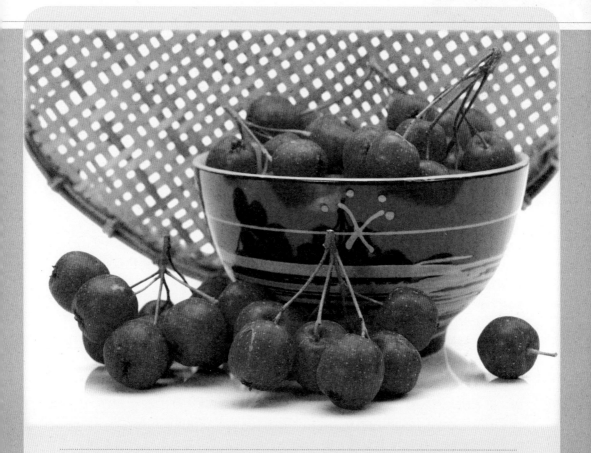

　　"五脏六腑"是一个中国人用了几千年的名词，它是指人体内的主要器官。《黄帝内经·素问·五藏别论》中有云："所谓五藏者，藏精气而不写（泻）也，故满而不能实。六腑者，传化物而不藏，故实而不能满也。"这句话从现代的解释来看，"藏"即"脏"，是指人体内实心的有结构的器官，包括心、肝、脾、肺、肾，此为"五脏"；"腑"即指人体内空心的器官，包括胆、胃、大肠、小肠、膀胱、三焦，受五脏浊气，名传化之府，故为"六腑"。我们通过解读神奇的"五脏六腑"，养五脏，调六腑，来开启智慧养生的大门。

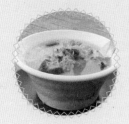 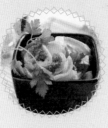 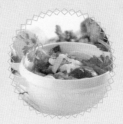 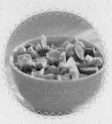

五脏与六腑

※《黄帝内经》中将五脏六腑都称为"官"，是说人体五脏六腑各有职能，并根据这些不同的生理功能特点，各封以"官"位。而按照生理功能特点，脏腑分为五脏、六腑和奇恒之腑；以五脏为中心，一脏一腑、一阴一阳为表里，由经络相互络属。五脏具有制造并储存气、血、津液的功能，六腑则具有进行消化吸收的功能。五脏与六腑不仅具有各自的功能，同时也和相对应的脏腑互相协力运作。

▶ 人的五脏六腑

五脏具有制造并储存气、血、津液的功能，六腑则具有进行消化吸收的功能。我们摄取的饮食，分为对身体而言必要的营养（水谷精华）和不必要的成分（糟粕）。而五脏则负责将水谷精华制成气、血、津液，并将之储存；六腑则负责将糟粕转化成粪便与尿排泄出去。

相对应的脏腑有肝与胆、心与小肠、脾与胃、肺与大肠、肾与膀胱。六腑中的三焦是元气等气与津液的通路，同时也是气化作用进行的部位。互相对应的脏腑间靠经脉联结，以脏为主，腑为从，腑的消化吸收作用由脏统筹。另外，在性质方面，脏属阴，腑属阳。这是因为出于脏的经脉通过身体属阴的部分（腹部），而出于腑的经脉通过身体属阳的部分（背部）的缘故，因此脏属里而腑属表。

脏和腑除了在性质上有很大的差异外，其经络的位置也有很大的不同。所有脏的经络都在手臂、腿部的内侧及身体的内侧。腑的经络则在手臂、腿的外侧及身体的背面。当人体面临威胁时，会本能地收缩身躯，所有脏的经络都在身体的内侧，受到了非常好的保护，只有腑的经络暴露在外。相比之下，脏远比腑重要。疾病初期多由腑产生异常，拖久了之后病邪侵入体内，则对应的脏器便会失调。不过也有脏器发生异常而使对应的腑发生疾病的状况，这就是因为彼此的功能会相互影响。《黄帝内经》的这种"脏"和"腑"的分类方法，具备了极高的观察力和智慧。

▶ 脏与腑之间的关系

脏腑是内脏的总称，脏与腑之间，就其主要关系而言，是五脏配六腑的关系。脏属阴，腑属阳；阴主里，阳主表。这样一脏一腑、一阴一阳、一表一里相互配合，形成了五对：心和小肠、肺和大肠、脾和胃、肝和胆、肾和膀胱。每一对脏腑之间，在结构上，主要有经脉相互络属；在生理上，相互为用，相互协调；在病理上，可以相互影响。

1.心与小肠

在结构上，心的经脉属心而络小肠，小肠的经脉属小肠而络心，两者通过经脉的相互络属而构成了表里关系。再就两者的生理功能来说，心属火、主血，心火温煦、心血滋养，则小肠功能正常；小肠化物、泌别清浊，吸收精微，可以化生心血。由于小肠吸收水谷精微的功能，可概括在脾主运化的功能之中，因而心与小肠的关系，属于心与脾的关系之一。

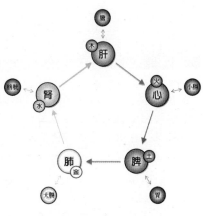

★心与小肠、肺与大肠、脾与胃、肝与胆、肾与膀胱

2.肺与大肠

肺与大肠通过经脉相互络属而构成表里关系。在生理功能上，主要体现在肺气肃降与大肠传导之间的相互依存关系。由于"肃降"与"传导"能影响脏腑气机，故肺气肃降下行，布散津液，则能促进大肠的传导；大肠传导糟粕下行，亦有利于肺气的肃降。从而影响呼吸运动和排便功能。

3.脾与胃

脾与胃通过经脉相互络属而构成表里关系。在生理功能上，主要体现在三个方面。

（1）脾胃运纳协调：脾主运化，胃主受纳、腐熟。胃的"纳"是为脾的"运"做准备，而脾的"运"是适应胃继续"纳"的需要。如果没有胃的受纳、腐熟，则脾无谷可运、无食可化；反之，没有脾的运化，胃就不能受纳。因此，胃和则脾健，脾健则胃和。脾胃运纳结合、相互协调，才能完成纳食、消化、吸收与转输等一系列生理活动。

（2）脾胃升降相辅：脾气主升，胃气主降。脾气上升，运化正常，水谷精微得以输布，则胃才能维持受纳、腐熟和通降；胃气下降，水谷得以下行，脾才能正常运化和升清。因此，脾胃之气，一升一降，升降相辅，才能保证"运、纳"功能的正常进行。

（3）脾胃燥湿相济：脾为脏、属阴，喜燥而恶湿；胃为腑、属阳，喜润而恶燥。脾胃喜恶不同，燥湿之性相反，但又是相互制约、相互为用的。胃易燥，得脾阴以制之，使胃不至于过燥；脾易湿，得胃阳以制之，使脾不至于过湿。因此，脾胃之间燥湿相济，是保证脾胃运纳、升降协调的必要条件。

4.肝与胆

肝与胆通过经脉相互络属而构成表里关系。在生理功能上，主要体现在同主疏泄方面。肝之疏泄，分泌胆汁，调畅胆腑气机，促进胆囊排泄胆汁；胆汁疏泄，胆汁排泄通畅，有利于肝发挥疏泄作用。因此，肝胆相互依存、相互协同，则胆汁的分泌、贮存、排泄正常，有利于饮食的消化吸收。

5.肾与膀胱

肾与膀胱通过经脉相互络属而构成表里关系。在生理功能上，主要体现在同主排尿方面。水液经肾的气化作用，浊者下降于膀胱而成为尿液，由膀胱贮存和排泄；而膀胱的贮尿和排尿功能，又依赖于肾的固摄与气化作用，使其开合有度。因此，肾与膀胱相互依存、相互协同，共同完成尿液的生成、贮存和排泄。

▶ 五脏之间的关系

人体是一个有机的整体，脏与脏、脏与腑、腑与腑之间密切联系。它们不仅在生理功能上相互制约、相互依存、相互为用，而且以经络为联系通道，相互传递各种信息，在气、血、津液循环于全身的情况下，形成一个协调、统一的整体。五脏的共同特点是能贮藏人体生命活动所必需的各种精微物质，如精、气、血、津液等，它们相互之间又有着以下几种关系。

1.心与肺

心与肺的关系，主要是心主血与肺主气之间的相互依存、相互为用的关系。心主血，推动血液运行，以维持肺的呼吸功能；肺主气，司呼吸，朝百脉，能促进、辅助心血运行。另外，心肺居于胸中，宗气亦积于胸中，还有贯心脉和司呼吸的功能。因此，宗气又加强了心与肺之间的联结作用。

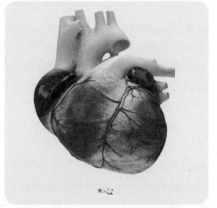

★心

2.心与脾

心与脾的关系，主要体现在两个方面。一为心主血与脾主运化之间的依存关系：心主血，心血供养脾，以维持脾的运行；脾主运化，为气血生化之源，保证心血充盈。二为血液运行方面的协同关系：心主血，推动血液运行不息；脾统血，使血液在脉中运行。心脾协同，血液运行正常。

3.心与肝

心与肝的关系，主要体现在两个方面。一是在血液运行方面：心主血，肝藏血。心血充盈，心气旺盛，则血行正常，而肝才有血可藏；肝藏血充足，并能调节血流，则有利于心推动血行。二是在精神情志方面：心主神志，肝主疏泄。心神正常，则有利于肝的疏泄；肝的疏泄正常，调节情志活动，则有利于心主神志。两者相互依存、相互协同，以维持正常的精神情志活动。

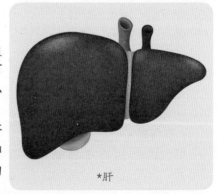

★肝

4.心与肾

心与肾的关系，主要为"心肾相交"的关系。心肾相交，为"水火既济"。心属火，位于上焦；肾属水，位于下焦。心火下降于肾，温煦肾阳，使肾水不寒；肾水上济于心，资助心阴，制约心火，使之不亢，从而使心肾的生理功能协调平衡。心肾相交，亦为心肾阴阳互补。心阴与心阳、肾阴与肾阳之间互根互用，使每个脏腑的阴阳都保持协调平衡，而心与肾之间的相关脏腑的阴阳，也存在着互根互用的关系，从而使心肾阴阳保持协调平衡。

5.肺与脾

肺与脾的关系，主要体现在宗气的生成和水液代谢两个方面。一是宗气的生成：依赖肺司呼吸，吸入自然之清气；脾主运化，吸收水谷之精气。清气与精气是生成宗气的主要物质，只有在肺脾协同作用下，才能保证宗气正常生成。二是水液的代谢：就肺脾的作用而言，需要肺的宣发和肃降作用，以通调水道，使水液正常输布与排泄。还需要脾的运化水液作用，使水液正常生成与输布。肺脾两脏，既相互协同，又相互为用，以保证水液的代谢正常。

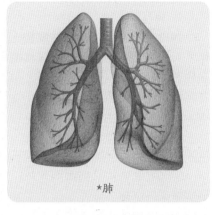

★肺

6.肺与肝

肺与肝的关系，主要体现在气机调节方面的依存与协同关系。肺气以肃降为顺，肝气以升发为调。肺与肝，一升一降，对全身气机的调节起着重要作用。

7.肺与肾

肺与肾的关系，主要体现在两个方面。一是在水液代谢方面的依存与协同关系：肺主通调水道，为水之上源，肾为主水之脏，肺肾协同，保证人体水液的正常输布和排泄。二是在呼吸运动方面的依存与协同关系：肺主气，司呼吸，肾主纳气，维持呼吸深度，肺肾配合，共同完成呼吸功能。另外，肺在司呼吸中，肃降清气，有利于肾之纳气；而肾气充足，摄纳有权，也有利于肺气肃降。

8.肝与脾

肝与脾的关系，主要体现在两个方面。一是在消化功能方面的依存关系：肝主疏泄，调畅气机，分泌胆汁，有助于脾的运行功能；脾气健旺，运化功能正常，则有利于肝之疏泄。二是在血液运行方面的协同关系：肝主藏血，贮藏血液并调节血流量；脾主统血，使血液在脉管中运行，不逸出于脉外。肝脾协同，保证血液的正常运行。

9.肝与肾

肝与肾的关系极为密切，有"肝肾同源""乙癸同源"之说。其主要体现在三个方面，一是肝肾精血相互化生：肝藏血，肾藏精，精与血之间存在着相互滋生和转化的关系。肾精的充盛有赖于肝血的滋生，肝血的化生亦有赖于肾精的作用。所以说精能生血，血能生精。二是肝肾阴阳肝肾阴阳，息息相通，维持肝肾阴阳的充盛与平衡。三是疏泄与封藏

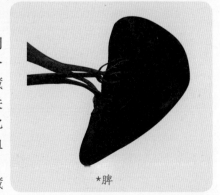

★脾

相互制约、相互为用：肝主疏泄，肾主封藏。肝气疏泄可使肾之封藏开合有度，肾之封藏则可制约肝之疏泄太过。两者相互制约，相互为用，既相反又相成，从而使女子月经来潮和男子泄精的生理功能保持正常。

10.脾与肾

脾与肾的关系，主要体现在三个方面。一是先天和后天之间的关系：肾藏精源于先天，主生长、发育与生殖，为先天之本；脾运化水谷精微，化生气血津液，充养人体，为后天之本。两者相互滋生，相互促进，为人体生命活动之根本。二是体现在脾的运化与肾精、肾阳之间的相互依存关系：脾主运化，吸收水谷精微，不断充养肾精；而脾的运化功能，又必须得到肾阳的温煦，才能健运。三是体现在水液代谢方面：脾运化水液，关系到人体水液的生成与输布，又须有肾阳的温煦；肾主水，主持

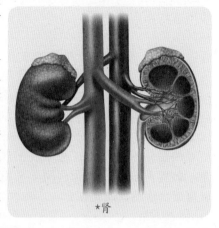

★肾

全身水液代谢平衡，又须赖脾气的制约。脾肾相互协同、相互为用，以保证人体水液代谢正常。

▶ 六腑之间的关系 ·······························•

六府者，传化物而不藏，故实而不能满也。所以然者，水谷入口，则胃实而肠虚；食下，则肠实而胃虚。

——《黄帝内经·素问·五藏别论》

六腑以"传化物"为其生理特点，其主要表现在消化、吸收、排泄三个方面。因此，六腑之间的关系，也主要体现在对饮食的消化、吸收和排泄过程中的相互协作、相互为用的关系上。

消化方面：由胃的腐熟、胆汁的参与、小肠的化物作用，而共同完成。

吸收方面：由小肠的泌别清浊以吸收精微，大肠的传导以吸收水分来完成。

排泄方面：由大肠的传导以排粪便，膀胱的气化以排尿液来完成。

消化、吸收、排泄虽然是三个不同的阶段，但又是相互依赖、相互为用的。

三焦是水谷和水液运行的道路，参与了消化、吸收、排泄的整个过程。

六腑以通为用，既分工又合作，相互协同、相互为用，共同完成消化、吸收和排泄功能。

五脏与"五行"

※ 五行即金、木、水、火、土，分别代表五种属性，是抽象概念。在中医学里，也可用五行描述人体五脏系统的功能和关系。五行之间存在着相生相克的关系，五脏亦同，五脏之间也有一定的"生"与"克"的关系，而"生"与"克"还可以延伸到"四季"，要调养五脏，还可从"四季养生"的角度出发。

▶ 五行与人体五脏的对应关系

中医学里用五行描述人体五脏系统（心、肝、脾、肺、肾）的功能和关系，但这里的五脏也是一个功能概念，即藏象，并不限于具体的解剖上的五脏。藏象就是指人体的脏腑、经络、气血津液等的生理构成和生理功能，以及它们在运动变化中显露于外的生理病理现象。藏象学说的特点是以五脏为中心，配合六腑，联系五体、五官、九窍等，联结成一个"五脏系统"的整体。

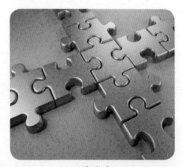

*肺为金

中医在使用"五行"来说明藏象五脏功能时用的是比喻的方法。因为藏象系统是无形的，我们不能像描述一件器物一样向大家讲述它的形状、特点、功能。于是使用了比喻的方法，取大家熟悉的五种事物为比喻对象，借此向大家说明被比喻对象的形状、特点、功能。古人找到了金、木、水、火、土这五种元素，借以比喻藏象的五脏。

1.肺为金，象征清洁、清肃、收敛

一块金属禀性庄重，外表冰冷，有肃降的特性。金质坚硬沉重，说明它分子结构很紧密，所以有收敛的特性。五脏中的肺有清肃之性，以降为顺，故肺属金。

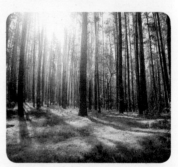

*肝为木

2.肝为木，象征生长、生发、柔和、条达舒畅

一棵大树枝叶繁茂，树干枝横交叉，有的笔直、有的弯曲、有的向上生长、有的向外生长。五脏中的肝，禀性喜条达疏通，不喜欢被抑制，表现出疏通开泄的功能特点，故肝为木。

3.肾为水，象征寒凉、滋润、向下运行

一条溪流顺势而下，滋养着周围土地上的万物。

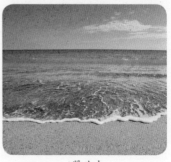

*肾为水

水性冰冷，故水为寒。五脏中的肾脏，具有藏精、主水濡润的作用，故肾属水。

4.心为火，象征温热、升腾、明亮

一堆篝火很温暖，火焰永远是向上升的，上面烧壶水，水汽蒸腾四溢五脏中，心为阳，阳为热，温暖着全身各部位，它推动血液循行全身，故心为火。

5.脾为土，象征生化、承载、受纳

一方黄土禀性敦厚、朴实无华，它默默承载着万物，生化出各种食物供养着包括人在内的一切生物，可以说天下万物依土以存、赖土以活。五脏中脾的作用是运化水谷并提取营养物质，供养全身，它是气、血生化之源，故脾为土。

下面以表格形式展示出五行与人体器官的相互关系。

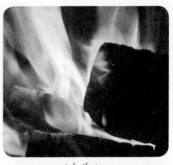

★火为心

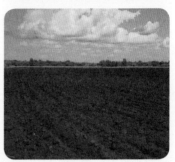

★脾为土

五行与人体器官关系表

五行属性	五脏	特征
金	肺	肺主声，肺气宜清，如金属般铿锵有声
木	肝	肝的特性是怕郁结，要像树木般得到舒展
水	肾	生命的本源来自水，而肾属先天的本源
火	心	心推动气血，温暖身体
土	脾	脾主消化吸收，滋润身体，如大地孕育万物

▶ 五行的"生克"关系

相生和相克是一对意义相反的概念。相生是指一事物对另一事物有促进、助长和滋生的作用。相克是指一事物对另一事物具有抑制和制约的作用。相生和相克是自然界普遍存在的正常现象。无生则发育无由，无制则亢而为害。两者都很重要，不能总是认为相生即好、相克即坏。相生相克，是不可分割的两个方面。没有生就没有事物的发生和成长；没有克，就不能保持事物发展变化的平衡与协调。

五行相生：金生水，因为地球上最原始的水就是从地球内部转化而来的；水生木，因为水灌溉树木，树木便能欣欣向荣；木生火，因为火以木料做燃料，木烧尽，则火会自动熄灭；火生土，因为火燃烧物体后，物体化为灰烬，而灰烬便是土；土生金，因为金蕴藏于泥土石块之中，经冶炼后可提取金属。

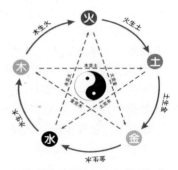

*实线表示相生；虚线表示相克

五行相克：金克木，因为金属铸造的切割工具可砍伐树木；木克土，因为树根吸收土中的营养以补己用，土壤如果得不到补充，自然薄弱；土克水，因为土能防水；水克火，因为火遇水便熄灭；火克金，因为烈火能熔化金属。

▶ 五行与五脏的"生克"关系

中医五行配五脏的学说，将看似毫不相干的五脏统一在一个体系中，并从生克制化关系中体现相互之间的联系。如肝的健康，不但与心有关，且与脾、肺都有关系。同时，五脏再配以五方、五色、五气，又将脏象五脏与外在自然联系到一起，体现人与自然的相互关系。

1.五行相生，说明五脏相互滋生

木生火，即肝脏血以济心；
火生土，即心主阳可以温脾；
土生金，即脾运化水谷精微可以益肺；
金生水，即肺气清肃则津气下行以滋肾；
水生木，即肾脏精以滋养肝的阴血等。

2.五行相克，说明五脏相互制约

木克土，即肝木的条达，可以疏泄脾气的壅滞；
土克水，即脾的运化，可以防止肾水的泛滥；
水克火，即肾阴的上济，可以制约心阳亢烈；
火克金，即心火的阳热，可以制约肺金的清肃太过；
金克木，即肺金的清肃下降，可抑制肝阳的上亢等。

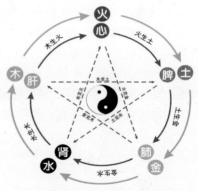

*五脏相生的次序为：心生脾，脾生肺，肺生肾，肾生肝，肝生心。五脏相克的次序为：肝克脾，脾克肾，肾克心，心克肺，肺克肝

▶ 五行与五脏的"传变"

根据五行学，五脏在生理上的相互联系，决定了它们在病理上也存在相互影响的关系。一脏的病变可以传至其他脏，其他脏的病变也可以传到此脏，中医将此称

为"传变"，其依据就是五行的生、克关系。

1.相生关系的传变

五脏相生的次序为：肝生心，心生脾，脾生肺，肺生肾，肾生肝。

"母病及子"是指疾病顺着相生次序传变，即母脏先病后按母子相生关系传到子脏。如肾属水、肝属木，水能生木，所以肾为母脏、肝为子脏。当肾脏病后它可以传给肝脏，这就是母及子。按照五行的相生关系，肝病传心，心病传脾，脾病传肺，肺病传肾。临床上常见的"水不涵木"病症就是由于肾阴不足，不能滋养肝阴，引起肝肾阴虚，阴虚则不能制阳，导致肝阳上亢。

"子病及母"是指疾病逆着相生次序的传变，即子脏先病，然后按母子相生关系反过来传给母脏。如肝属木，心属火，木能生火，故肝为母、心为子。逆相生的传变有两类：一类是"子病犯母"，即子实引起的母实病症；一类是"子盗母气"，即子虚引起的母虚病症。

2.相克关系的传变

五脏相克的次序为：肝克脾，脾克肾，肾克心，心克肺，肺克肝。在五行中，相克有两种情况，一是"相乘"，二是"相侮"。五脏疾病按相克来推算的话，也有这两种情况，即顺着或逆着的相克关系在传变。

相乘就是相克太过引起的疾病，它顺着相克次序传变。以肝和脾的关系为例，肝属木，脾属土，木能克土。有两种情况可以导致肝脾相乘，一是肝气太旺，比正常的脾气高出许多，于是就出现了相克"太过"现象；一是肝气并不旺，但由于脾太虚，肝气乘机大损脾脏。

相侮就是所谓的反克，指疾病逆着相克次序传变。以肺和肝为例，肺属金，肝属木，金克木。但如果肝气太过，或者肺气太虚，都会引起反克，即肝克肺，临床上称为"木侮金"或"木火刑金"。

相乘或相侮都是相克的异常表现。《黄帝内经·素问·六节藏象论》曰："……太过，则薄所不胜，而乘所胜也……不及，则所胜妄行，而所生受病，所不胜薄之也。"这段文字介绍了相乘、相侮形成的原因。但五脏相生相克仅仅是大原则，不能生搬硬套，中医在这个大原则下更讲究辨证治疗。

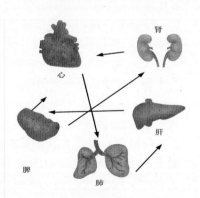

*肝克脾，脾克肾，肾克心，心克肺，肺克肝

▶ 五脏与四季养生

《黄帝内经·素问·上古天真论》将养生调摄的方法归纳为"法于阴阳，和于术数，饮食有节，起居有常"，也就是说，养生应做到适于周围环境，避免外邪侵袭；锻炼身体，强壮体魄；节制饮食，注意起居；保养精神，保持精气充足。由此

可见，养生贵在养神，要调养五脏也须顺应季节。中医认为，春养肝、夏养心、秋养肺、冬养肾，而脾则对应四季，属于四季都能调养的范畴。

1.春养肝

春属木，其气温，通于肝，风邪当令，为四季之首。春天万物复苏、万象更新，人体生理功能新陈代谢也是最活跃的时期。这个时期由于风邪当令，人体易为风邪所伤，人体的抗病能力比较低，如果维生素、膳食纤维等摄入不足，不少人还会出现口舌生疮、牙龈肿痛、大便秘结等内热上火症状。

根据春温阳气生发、肠胃积滞较重、肝阳易亢及春季瘟疫易于流行的特点，应逐步调整食物结构，减少高脂肪膳食，增加植物性食物，注意摄入水果和蔬菜。饮食应以辛温、甘甜、清淡为主，可使人体抗拒风寒、风湿之邪的侵袭，健脾益气，减少患病。

春季养生，尤其要注重肝脏的保养。中医认为，肝脏有藏血之功，《黄帝内经·素问·五脏生成》云："故人卧血归于肝，肝受血而能视，足受血而能步。"若肝血不足，易使两目干涩、视物昏花、肌肉拘挛。因此，养肝补血是春季养生的重中之重。

春季药膳养肝，常用的原料有枸杞子、猪肝、带鱼、桑葚、女贞子、菠菜、葡萄等。

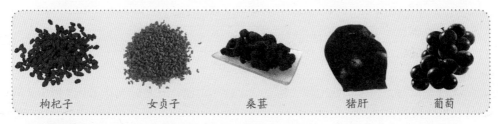

枸杞子　　　　女贞子　　　　桑葚　　　　猪肝　　　　葡萄

2.夏养心

夏属火，其气热，通于心，暑邪当令。这一时期，天气炎热，耗气伤津，体弱者易为暑邪所伤而致中暑；人体脾胃功能此时也趋于减弱，食欲普遍降低，若饮食不节，贪凉饮冷，易致脾阳损伤，会出现腹痛、腹泻、食物中毒等脾胃及肠道疾病；又因夏季湿邪当令，最易侵犯脾胃，令人患暑湿病症；夏季人体代谢旺盛，营养消耗过多，随汗还会丢失大量的水分、无机盐、水溶性维生素等。

古人认为心和夏季的关系最为密切。夏季三月（阴历四、五、六月，阳历五、六、七月），是万物繁荣秀丽的季节，天气下降，地气上腾，天地之气上下交合，植物开花结果，人们要晚睡早起，多去户外活动，使体内阳气能够向外宣通开发，这就是适应夏季保护长养之气的道理。

夏季养生宜选清暑利湿，益气生津，清淡平和的食物；避免难以消化的食物，勿过饱过饥；不宜过多食用生冷及冰镇的饮料及食物，以免损伤脾阳；不宜食用热

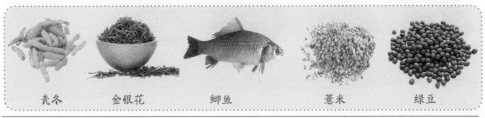

麦冬　　　　金银花　　　　鲫鱼　　　　薏米　　　　绿豆

性食物，以免助热生火；同时更应注意饮食卫生。夏季心阳最为旺盛，而夏热却会耗伤心阴，故夏季应注意滋养心阴。夏季药膳滋养心阴，常用的原料有麦冬、金银花、绿豆、薏米、鲫鱼等。

3.秋养肺

秋属金，其气燥，通于肺，燥邪当令。秋季的主气是"燥"，燥邪为病的主要病理特点是：一是燥易伤肺，因肺喜清肃濡润，主呼吸而与大气相通，外合毛皮，故外界燥邪极易伤肺和肺所主之地。二是燥胜则干，在人体，燥邪耗伤津液，也会出现一派干涸之象，如鼻干、喉干、咽干、口干、舌干、皮肤干燥皱裂，大便干燥、艰涩等。故无论外燥、内燥，一旦发病，均可出现上述津枯液干之象。

秋季饮食养生一般以滋润平补为中心，以健脾、补肝、清肺为主要内容，以清润甘酸为大法，以寒凉调配为要。秋季各种水果及蔬菜大量上市，应注意不要过量服用，否则会损伤脾胃的阳气。同时，秋季气候凉爽，五脏归肺，适宜平补，宜津润燥，滋阴润肺。不宜过量食用炸、熏、烤、煎等食物。秋季药膳清肺润燥，常用的原料有天冬、桔梗、银耳、菊花、梨等。

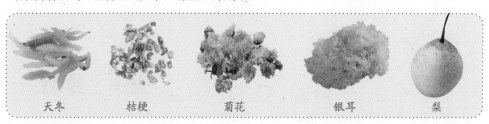

天冬　　　　桔梗　　　　菊花　　　　银耳　　　　梨

4.冬养肾

冬属水，其气寒，通于肾，寒邪当令，易伤阳气。中医认为，"肾元蛰藏"，即肾为封藏之本。而肾主藏精，肾精秘藏，则使人精神健康，如若肾精外泄，则容易被邪气侵入而致疾病。且古语云："冬不藏精，春必病温。"冬季没有做好"藏养生"，到春天会因肾虚而影响机体的免疫力，使人容易生病。这一时期，人体阳气偏虚，阴寒偏盛，阴精内藏，脾胃功能较为强健，故冬季饮食养生宜温补助阳，补肾益精。

这个时候，人体的生理功能趋于潜藏沉静之态，饮食养生应突出两个方面：一是注意通过膳食摄入高热量食物，提高耐寒能力；二是预防维生素缺乏症，因冬季新鲜水果、蔬菜较少，应注意适当进补。冬季药膳养肾藏精，常用的原料有熟地黄、神曲、黑豆、香菜、白萝卜等。

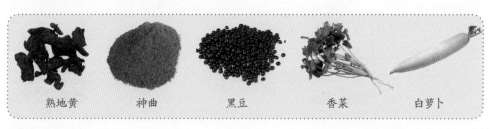

熟地黄　　　　神曲　　　　黑豆　　　　香菜　　　　白萝卜

五脏与"五色"

※在中医养生理论中，用青、赤、黄、白、黑五色来代表五行中的木、火、土、金、水，而五行对应五脏，因此五脏也有了相应的"色彩"。根据五行学说，把自然界的五色，即绿、红、黄、白、黑分别对应不同的脏腑，这些颜色各有不同的作用，不同颜色食物的养生保健功效也是不尽相同的。

▶ 五色调五脏——红色养心

红色食品是指外表呈红色的果蔬和"红肉"类。红色果蔬包括红辣椒、西红柿、大枣、山楂、草莓、苹果等，红色果蔬含有糖和多种维生素，尤其富含维生素C。"红肉"指牛肉、猪肉、羊肉及其制品。现代医学发现，红色食物中富含番茄红素、胡萝卜素、氨基酸及铁、锌、钙等矿物质，能提高人体免疫力，有抗自由基、抑制癌细胞的作用。

按照中医五行学说，红色为火、为阳，故红色食物进入人体后可入心、入血，大多具有益气补血和促进血液、淋巴液生成的作用。研究表明，红色食物一般具有极强的抗氧化性，它们富含番茄红素、单宁酸等，可以保护细胞，具有消炎作用。如红辣椒等可促进血液循环，缓解疲劳，驱除寒意，给人以兴奋感；红色药材如枸杞子对老年人头晕耳鸣、精神恍惚、心悸、健忘、失眠、视力减退、贫血、须发早白等多有裨益。此外，红色食物还能为人体提供丰富的优质蛋白质、无机盐、维生素以及微量元素，能大大增强人的心脏和气血功能。因此，经常食用一些红色食物，对增强心脑血管活力、提高淋巴免疫功能有益处。

代表药材和食材：大枣、枸杞子、牛肉、猪肉、羊肉、红豆、草莓、西瓜等。

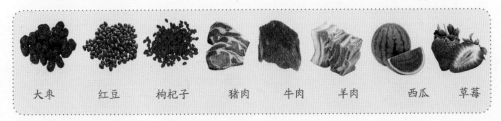

| 大枣 | 红豆 | 枸杞子 | 猪肉 | 牛肉 | 羊肉 | 西瓜 | 草莓 |

▶ 五色调五脏——绿色护肝

现代医学发现，绿色食物中富含膳食纤维，可以清理肠胃，保持肠道正常菌群繁殖，改善消化系统，促进胃肠蠕动，保持大便通畅，能够有效减少直肠癌的发生。绿色药材和食物是人体的"清道夫"，其所含的各种维生素和矿物质，能帮助体内毒素的排出，更好地保护肝脏，还可明目，对老年人眼干、眼痛、视力减退等症状，有很好的食疗功效，如桑叶、菠菜等。

中医认为，绿色（含青色和蓝色）入肝，多食绿色食品具有舒肝强肝的功能，是良好的人体"排毒剂"。另外，五行中青绿克黄（木克土，肝制脾），所以绿色食物还能起到调节脾胃消化吸收功能的作用。绿色蔬菜中含有丰富的叶酸成分，而叶酸已被证实是人体新陈代谢过程中最为重要的维生素之一，可有效地消除血液中过多的同型半胱氨酸，从而保护心脏的健康。绿色食物还是钙元素的最佳来源，对于一些正处在生长发育期或患有骨质疏松症的朋友，绿色蔬菜无疑是补钙佳品。

代表药材和食材：桑叶、枸杞叶、夏枯草、菠菜、苦瓜、绿豆、芹菜、油菜等。

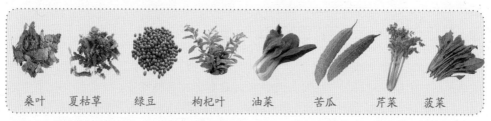

桑叶　夏枯草　绿豆　枸杞叶　油菜　苦瓜　芹菜　菠菜

▶ 五色调五脏——黄色健脾

现代医学发现，黄色食物中富含维生素C，可以抗氧化、提高人体免疫力，同时也可延缓皮肤衰老、维护皮肤健康。黄色蔬果中的维生素D可促进钙、磷的吸收，有效预防老年人骨质疏松症。黄色药材如黄芪是民间常用的补气食物，气虚体质的老年人可适量食用。

五行中黄色为土，因此，黄色食物摄入后，其营养物质主要集中在中医所说的 中土（脾胃）区域。以黄色为基础的食物如南瓜、玉米、花生、黄豆、土豆、杏等，可提供优质蛋白、脂肪、维生素和微量元素等，常食对脾胃大有裨益。此外，在黄色食物中，维生素A、维生素D的含量均比较丰富。维生素A能保护肠道、呼吸道黏膜，可以减少胃炎、胃溃疡等疾患的发生；维生素D有促进钙、磷元素吸收的作用，进而起到壮骨强筋之功效，青年朋友不妨多食用。

代表药材和食材：黄芪、玉米、黄豆、柠檬、木瓜、柑橘、香蕉、蛋黄等。

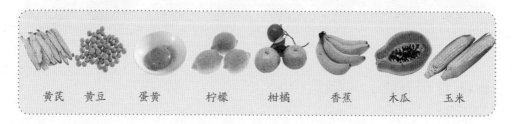

黄芪　黄豆　蛋黄　柠檬　柑橘　香蕉　木瓜　玉米

▶ 五色调五脏——白色润肺

现代医学发现，白色食物中的米、面富含糖类，是人体维持正常生命活动不可或缺的能量之源。白色蔬果富含膳食纤维，能够滋润肺部，提高免疫力；白肉富含优质蛋白；豆腐、牛奶富含钙质；白果有滋养、固肾、补肺之功效，适宜肺虚咳嗽和老人肺气虚弱导致的哮喘；百合有补肺润肺的功效，肺虚干咳久咳的患者，或痰中带血的老年人，非常适宜食用。

白色在五行中属金，入肺，偏重于益气行气。据科学分析，大多数白色食物，如牛奶、大米、面粉和鸡鱼类等，蛋白质含量都比较丰富，经常食用既能消除身体的疲劳，又可促进疾病的康复。此外，白色食物属于安全性相对较高的营养食物。因为白色肉类的脂肪含量要较红色肉类低得多，十分符合科学的饮食结构。特别是高血压、心脏病、高血脂、脂肪肝等患者，食用白色食物会更好。

代表药材和食材：百合、白果、银耳、杏仁、莲子、白萝卜、豆腐、牛奶等。

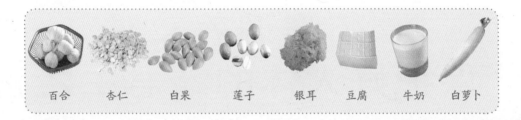

百合　　杏仁　　白果　　莲子　　银耳　　豆腐　　牛奶　　白萝卜

▶ 五色调五脏——黑色固肾

现代医学发现，黑色食品含有多种氨基酸及丰富的微量元素、维生素和亚油酸等营养素，可以养血补肾，有效改善虚弱体质，同时还能提高机体的自愈能力。而其富含的黑色素类物质可清除体内自由基，富含的抗氧化成分能促进血液循环、延缓衰老，对老年人有很好的保健作用。

五行中黑色主水，入肾，因此，常食黑色食物可以补肾。研究发现，黑米、黑芝麻、黑豆、木耳、海带、紫菜等的营养保健和药用价值都很高，它们可明显减少动脉硬化、冠心病、脑卒中等疾病的发生，对流感、气管炎、咳嗽、慢性肝炎、肾病、贫血、脱发、少白头等均有很好的疗效。

代表药材和食材：何首乌、黑枣、木耳、黑芝麻、黑豆、黑米、紫菜、乌鸡等。

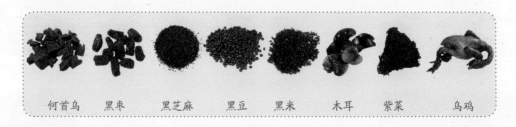

何首乌　　黑枣　　黑芝麻　　黑豆　　黑米　　木耳　　紫菜　　乌鸡

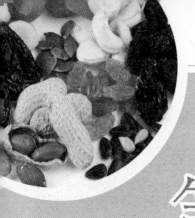

第二章

药膳调养心脏，保护好人体的"君主之官"

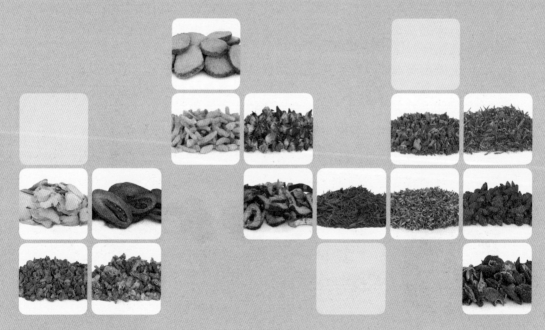

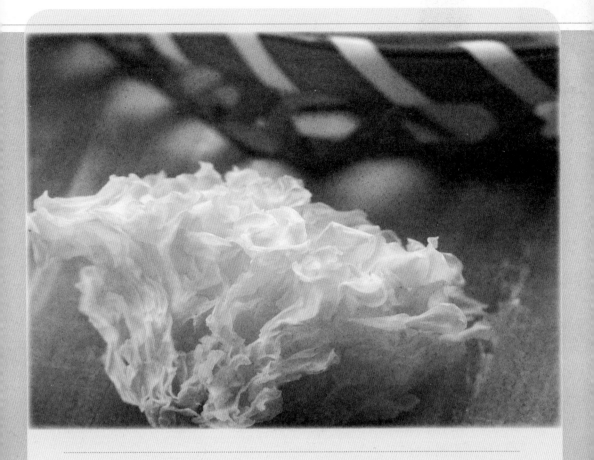

　　《黄帝内经》中将人体的五脏六腑都称为"官"。心脏为"君主之官"，君主即国家的最高统治者，由此可见心脏的重要性；而在现代医学中，心脏是人体整个血液循环系统中的动力，其作用是推动血液流动，向器官、组织提供充足的血流量。这些都说明了心脏在人体的整体功能上的重要性。我们常说养生，而养生自然应先养"心"。药膳"寓医于食，药食同源"，既能让人享受到食物的美味，又能起到药用疗效，一举两得。使用药膳养心，能起到很好的养护和调理的功效。

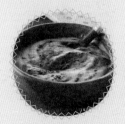 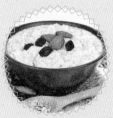 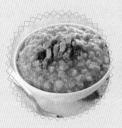 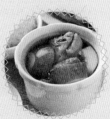

《黄帝内经》中的心脏养生

※《黄帝内经》认为，心如同君主一样，是具有主宰全身作用的器官，人的一切精神都是由它产生的。心为神之居、血之主、脉之宗，它的功能情况表现于面部，它的属性为阳中的太阳，与夏气相通，在五行属火，配合其他脏腑功能活动，起着主宰生命活动的作用。

▶ 为何说心脏是"君主之官"

《黄帝内经》把人体的五脏六腑命名为十二官，其中，心为"君主之官"。书中有这样的描述："心者，君主之官也，神明出焉。……故主明则下安，……主不明则十二官危。"

君主是古代国家元首的称谓，是一个国家的最高统治者。把"心"称为君主，就是肯定了心在五脏六腑中的重要性，心是脏腑中最重要的器官。"神明"指精神、思维、意识活动及这些活动所反映的聪明智慧，它们都是由心所主持的。心主神明的功能正常，则精神健旺、神志清楚；反之，则神志异常，出现惊悸、健忘、失眠、癫狂等症候，而且可引起其他脏腑的功能紊乱。另外，心主神明还说明，心是人的生命活动的主宰，统率各个脏器，使之相互协调，共同完成各种复杂的生理活动，以维持人的生命活动。如果心发生病变，则其他脏腑的生理活动也会出现紊乱而产生各种疾病。因此，以"君主之官"比喻"心"的重要作用与地位并不为过。

▶ 认识心脏的生理功能

心居于胸腔左侧、膈膜之上，为"君主之官"。其生理功能有两个方面：即主血脉与主神明。

心主血脉： 心主血脉包括主血和主脉两个方面。全身的血，都在脉中运行，依赖于心脏的推动作用而输送到全身。脉，即血脉，是气血流行的通道，又称为"血之府"。心脏是血液循环的动力器官，它推动血液在脉管内按一定的方向流动，从而运行周身，维持各脏腑组织器官的正常生理活动。中医学把心脏的正常搏动、推动血液循环的这一动力，称为心气。另外，心与血脉相连，心脏所主之血，称为心血。心血除参与血液循环、营养各脏腑组织器官之外，又为神志活动提供物质能量，同时贯注到心脏本身的脉管中，维持心脏的功能活动。

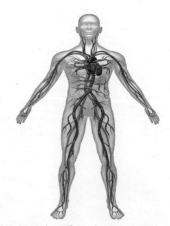

*心主血脉，是血液循环的动力器官，推动血液在脉管内按一定方向流动，从而运行周身

因此，心气旺盛、心血充盈、脉道通利，心主血脉的功能才能正常，血液才能在脉管内正常运行。《黄帝内经》所言"心主身之血脉"和"心者，其充在血脉"，是针对心脏、脉和血液所构成的系统而言的。"心"占据着主导的地位，"心"的搏动是血液运行的根本动力，起决定作用。

心主神明：《黄帝内经·素问·灵兰秘典论》记载："心者，君主之官也，神明出焉。"《黄帝内经·素问·调条经论》说："心藏神。""神明"主要指精神和意识，这些功能由心主持和体现，所以说"心主神明"。心主神明的功能与心主血脉的功能密切相关。血液是神明活动的基础。意识活动虽然源自于脑，但心脏为脑提供了充分的血液供给，这是能源。故心主血脉的生理功能正常，则心主神明的功能强健，人才能精神振奋、思维敏捷，反之则失眠、多梦，甚至发狂、昏迷等。

▶ 了解心脏的功能表现

除了主血脉和主神明两大功能外，心在志、在液、在体和在窍的四大功能表现为：

心在志为喜：藏象学说认为，外界信息引起人的情志变化，是由五脏的生理功能所化生的，故把喜、怒、思、忧、恐称作"五志"，分属于五脏。心在志为喜，是指心的生理功能和精神情志的"喜"有关。喜，一种对外界信息的反应，属于良性的刺激，有益于心主血脉等生理功能。从心主神志的生理功能状况来分析，又有太过与不及的变化。一般说来，心主神志的功能过亢，则使人嬉笑不止；心主神志的功能不及，则使人易悲。但由于心为神明之主，不仅喜能伤心，而且五志过极，均能损伤心神。

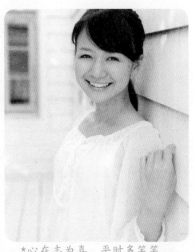

*心在志为喜，平时多笑笑，有助于养心安神

心在液为汗：汗液，是津液通过阳气的蒸腾气化后，从汗孔排出的液体。由于汗为津液所化生，血与津液又同出一源，因此有"汗血同源"之说。而血又为心所主，故有"汗为心之液"之称。汗出太多则心慌的现象，也证明了这一点。

心在体合脉，其华在面：脉是指血脉。心合脉，是指全身的血脉都属于心。心气的强弱、心血的盛衰，可从脉象反映出来。心合脉，成了切脉的理论依据之一。

中医学认为，内在脏腑的精气盛衰、功能强弱，可以显露在体表组织器官上，称为荣华外露。五脏各有其华。心，其华在面，是说心的生理功能是否正常及气血的盛衰，可以显露于面部色泽的变化上。所以面色常作为推论心脏气血盛衰的指标。若心的气血旺盛，则面色红润有光泽。若心脏发生病变，气血受损，则常在面部有所表现。例如，心的气血不足，可见面色㿠白、晦滞；心血瘀阻，则面部青紫；如血分有热，则面色红赤；心血暴脱，则面色苍白或枯槁无华。

心在窍为舌： "窍"原意为孔洞，即孔窍。在中医学理论中，用来说明脏腑与体表官窍之间的内在联系，亦属于中医学整体观念的一部分。窍主要指头面部的五个器官，即鼻、目、口、舌、耳，包括七个孔窍。习惯上称为五官七窍。另外，前阴和后阴亦称为窍，故又有九窍的说法。五脏六腑居于体内，官窍居于头面、体表，但脏腑与官窍之间存在着密切联系。这种联系不仅表现在生理方面，而且在病理方面也相互影响。

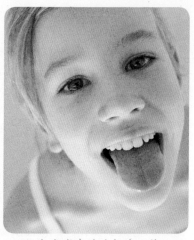

★心与七窍中的舌相连，若心有病变，可以从舌上反映出来

心开窍于舌： 这是指舌为心之外候。舌主司味觉，可表达语言。心的功能正常，则舌质柔软，语言清晰，味觉灵敏。若心有病变，可以从舌上反映出来。故临床上常通过观察舌的形态、色泽的变化，来推论心的病理变化。

▶ 日常生活中的八大养心法

1.养心宜先养神

因为心主神明，所以养心首先要养神。据《黄帝内经》讲："得神者昌，失神者亡。"情绪稳定则畅，反之则滞。因此，从养生的角度看，"神补"尤显重要。神补应以不伤精神、调摄好七情为要。

"神补"就是通过愉悦精神，使大脑皮质血管舒张，皮质下中枢及植物神经系统功能协调，内分泌正常，从而促进身体健康。医学专家认为，养神也应因人制宜，各取所需。只要选择自己喜欢的形式，无论做什么，心情舒畅就有利于心理健康。

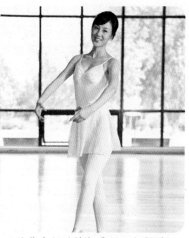

★培养良好的情趣爱好，如阅读、舞蹈等，证精神有所寄托，自然有利于养神健身

养神要注意培养良好的情趣爱好，如跳舞、唱歌、棋琴书画或种花养鸟等，陶冶志趣，有了高雅的志趣，精神有所寄托，自然有利于养神健身。还可养成健身锻炼的好习惯，进行适度的、力所能及的体育锻炼，如打太极拳、舞剑、慢跑、散步等，会使人进入一种忘我的境界，使人体产生"快乐素"，既能增强体质，又能调整情绪。从整体上适应社会环境，调整自身心态，也是神补的一项重要的措施。顺应四时，养神养心。四时气候的不同变化，使万物形成了生、长、收、藏的自然规律。人体寓于自然之中，只有与四时的变化相适应，才能保持清静内守的状态，"精神内守，病安从来"。

2.合理膳食，保护心脏

在医学界，心脏病被看成是仅次于癌症的"都市杀手病"。中医认为，心脏病是由于饮食不节、七情内伤、肾气不足等原因造成的。其中，饮食不节是一个很重要的原因。因为不够均衡的饮食方式造成了诸如高血脂、高血压、糖尿病等一系列的问题，而这些问题会损害血管和心脏。所以，从心脏病的防治角度看，节制饮食十分重要，对心脏的保护原则上应做到"三低"，即低热量、低脂肪、低胆固醇。

首先，要避免进食过多的动物性脂肪及含有大量胆固醇的食物。根据所含胆固醇的高低，可以将食物分为三类：一是可以经常食用的食物，如鸡肉、鲫鱼、瘦猪肉、牛奶、蛋白、大米等，这些食

★花生、黄豆及其制品等食物都是对心脏健康非常有益的食物，平时可以多吃以养心

物含胆固醇较低；二是可以适量吃的食物，如虾、蟹、牛肉、猪腰等，这些食物含胆固醇较高；三是最好少吃或不吃的高胆固醇食物，如蛋黄、猪肝、牛油、猪脚、肥鸡肉等。其次，要限制热量的摄取，少吃垃圾食品。一天中进食总量不应超过补充身体消耗的需要量，否则会发胖，而肥胖会增加心肌对氧的消耗量，加重心脏负担，从而诱发心血管疾病。但是，在强调限制热量的同时，还必须指出，合理营养并不等于不要营养。过分节食，让身体长期处于饥饿状态，可引起营养不良、身体抵抗力下降，这样反而有害健康。

此外，要多吃新鲜蔬菜与水果，因为其富含维生素C、钾、镁等元素，对心脏及血管有保护作用，同时蔬果中的纤维素还有助于将血管内多余的胆固醇清除掉。

3.维生素E助力心脏健康

维生素E可以改善心脏的整体健康。如果适量摄取维生素E，可以减少损害环绕心脏的动脉中的胆固醇，从而减少胆固醇氧化，疏通血管，预防心脏病或其他严重的心脏问题。有研究表明维生素E可以帮助那些曾经有过心脏病发作史的患者，它能疏通动脉、消除堵塞，从而预防心脏病发作。为了帮助你保持心脏健康，大多数医生会建议你服用维生素E或多吃富含维生素E的食物，如坚果中的核桃、杏仁等。

另外，心脏病患者还可以服用维生素C以提高维生素E的吸收率。维生素C是一种抗氧化剂，有防止胆固醇对身体造成不利影响的作用。维生素C也有利于增强维生素E保护动脉和心脏的功能。

为了避免维生素E和维生素C摄取过量，最好通

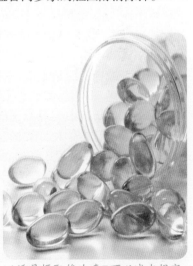

★适量摄取维生素E可以减少损害环绕心脏的动脉中的胆固醇，对心脏有益

过日常饮食增加它们的摄取量。如果是服用维生素E药剂来补充，一定要注意剂量，医学专家认为，维生素E常用口服量应为每次10~100毫克，每日1~3次。因为维生素E和其他脂溶性维生素不一样，在人体内贮存的时间比较短，和B族维生素、维生素C一样，因此应保持每天正常的摄取量。

4.适量饮用咖啡对心脏有益

经常适量饮用咖啡对抑制心脏病发作有一定作用，这是因为咖啡含有丰富的天然抗氧化剂——咖啡因，可以抑制引起血管阻塞的内生酶，从而抑制血栓的形成，以预防心脏病发生。此外，咖啡因还可以使血栓溶解酶的水平增加一倍。早在20世纪80年代早期，一项研究就发现，适当饮用咖啡对心脏是有好处的。一项通过长达57个月的连续跟踪调查究显示，每天喝2~4杯的咖啡（含不超过400~500毫克的咖啡因），可以提供足够的抗氧化剂、奎尼内酯和矿物质，有助于预防心脏病的发作。

咖啡除了有抗氧化作用外，还有其他作用，例如绿原酸衍生物（内酯）有抗抑郁作用。经常适量饮用咖啡是一种预防多种疾病（包括糖尿病和冠脉疾病）的重要手段。但要记住，咖啡因也可以增加动脉血管疾病患者的心律失常和突发急性事件的发生率。因此，易感人群要避免过量饮用咖啡。喝咖啡后有心律失常症状的人群要避免饮用咖啡，并遵照医生的建议。

5.有氧运动增强心脏功能

积极参加适量的体育运动，维持经常性的适当运动，有利于增强心脏功能。研究表明，凡是有节奏、全身性、时间较长的有氧代谢运动，都有助于心脏功能的提升。如爬楼梯、下蹲、骑自行车等这些很简单的运动，能够增强心血管功能，提高心脏活力，降低患心脏病的风险。除了量力而行、持之以恒之外，以"健心"为目的的运动锻炼，要想达到理想效果，必须达到一定的强度。

有氧运动是指人体在氧气充分供应的情况下进行的体育锻炼。简单来说，有氧运动是指一切富韵律性的运动，其运动时间在15分钟或以上，

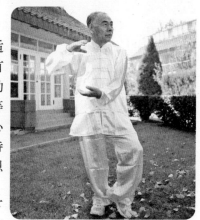

★有氧运动可增强心肺耐力，维持经常性适当的运动，有利于心脏健康

运动强度在中等或中上等的程度。常见的有氧运动项目有步行、快走、慢跑、竞走、滑冰、长距离游泳、骑自行车、打太极拳、跳健身舞等。

对心脏病患者来说，根据心脏功能及体力情况，从事适当量的体力活动，有助于增进血液循环，增强抵抗力，提高全身各脏器功能，防止血栓形成。但也需避免过于剧烈的活动，活动量应逐步增加，以不引起不良症状为原则。

6.疏通心经，保护心脏健康

手少阴心经起着维护心脏功能的作用，可以说是人体的生死命脉。因此，经常拍打两臂的手少阴心经，可以畅通经络，预防疾病的产生。心经位于手的内侧后缘，拍打时不用定准穴位，大致沿着经络的走向拍打即可。此外，心经上有不少穴位都可以起到调节神志、缓解情绪的作用，想有好心情、好心脏，不妨多按摩少

冲、少府、少海、极泉几个要穴，能调节心脏血液循环状况，从而达到补益心脏气虚的效果。

少冲穴：位于小指指甲下缘，距指甲角0.3毫米，靠无名指侧的边缘上。经常按摩能够改善失眠、心悸的状况，平复紧张或焦虑的情绪。

少府穴：位于人体的手掌面，第四、五掌骨之间，手握掌时小指尖对着的位置。少府穴是心经气血聚集的位置，可以清热去火。气血亏虚的人长按有补益的效果，气血过盛的人长按有泻"火"的效果。

少海穴：屈肘，肘横纹内侧端与肱骨内上髁连线的中点处。心肾不交的人燥热、睡眠浅，按摩少海穴能使气血平和、心肾相交。

极泉穴：位于腋窝正中，脉动脉搏动处。用大拇指点按极泉穴，拨动里面的小筋时手指就会发麻，说明心血充盈、心脏通畅。如果只痛而不麻，就是心血管有淤积。如果不痛也不麻就是心气血严重亏虚了，需及时补充心气血。

7.午时小睡可养心

午时是指中午11点到下午1点这两个小时的时间。这时人的阳气达到最盛，气血运行到心，心经当令，是一天当中最有助于保养心脏的时间段。以人体内阳气和阴气的变化来说，阳气是从半夜12点时开始萌生，到午时达到顶峰，最为旺盛；午时过后则阴气逐渐旺盛，子时阴气最为旺盛，所以子、午两个时辰也是人体阴阳交替、气血交换的时候。

按照中医学的传统观点，午时为"合阳"，此时应"少息所以养阳"。此外，"心主血脉""心恶热"，而此时正是太阳高照，气温达到最高峰的时候，心脏内的阳气也达到最高点。为了让心脏受到更好的照顾，此时宜小憩，这样有利于使心火下降，肾水也可运行到心火，形成"心肾相交"，所以午时一定要小睡片刻。

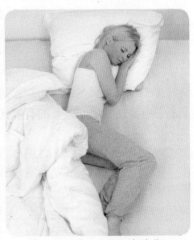

*睡眠不仅养身，还担负着养心的重任，要想心脏好睡眠首先要好

▶ 提防现代生活方式中的"伤心元素" ·········•

1.整体生活环境的变化

生活环境会影响心脏的健康，我们要重视生活环境。如果长期居住在阴暗、潮湿、拥挤的环境中，或起居无节，或在冬春季节气候无常时，常发生细菌性或病毒性感染，如溶血性链球菌感染造成咽炎、扁桃体炎等，那么气候寒冷多变时，会加重或诱发一些周围血管病，如雷诺综合征、血栓闭塞性脉管炎、手足发绀症等。如果长期在高温下工作，那么机体新陈代谢增加，心脏负担加重，容易患心脏病。如果长期在高原居住，那么血氧饱和度降低，组织供氧不足，红细胞增高，缺氧引起肺血

管痉挛，肺动脉高压，右心扩大、衰竭或心律失常，导致慢性肺心病。

2.职场压力

现代社会涌现了一大批"工作狂"。这群人加班至深夜也无所谓，回到家中脑袋里想的还是工作，睡下后想起工作又马上醒来。这样身体不断地接受压力、累积压力，而没有消除的机会。殊不知，压力是心脏的大敌，它是导致动脉硬化、心绞痛及心肌梗死的重要原因。另外，对有心脏病的人而言，这是发病的导火线。不论再怎么忙的人，一天之中都需要有喘息、休息的时间。不管是5分钟也好、10分钟也好，都是十分必要的。利用短暂的时间做些运动可以促进血液循环、消除疲劳，给身

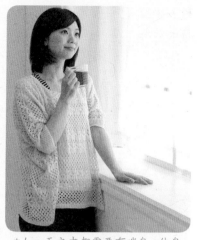

★人一天之中都需要有喘息、休息的时间，喝杯茶放松放松自己

体带来新的活力，放松原本紧绷的神经。所以变换气氛、喘口气都可以发挥相当大的作用。一些简易运动，如搬动书籍、上伸伸懒腰、打打哈欠、在室内来回散步、喝杯茶、眺望窗外等都可以帮助减轻压力，减少疾病的发生。

3.暴饮暴食

与家人朋友聚会时，大量的美食放在面前，我们往往会经不住诱惑开始大吃大喝。但是心脏可能会受不了你的这种行为，从而提出"抗议"。太高兴会让人心气涣散，吃入过多的食物会出现中医里所说的"子盗母气"的状况。所谓的"子盗母气"，是用五行相生的母子关系来说明五脏之间的病理关系。在这里是"子"指"脾胃"，"母"指"心"，就是说脾胃气不足而借调心之气来消化食物。

如果一个人本来就有心脏病，太高兴心气已经涣散了，然后这个时候又暴饮暴食，脾胃的负担超负荷了，只好"借用"心气来消化这些食物，心气必然亏虚，因此心脏病患者（特别是老年人）在这个时候往往会突然发生心脏病，这就是乐极生悲了。所以，不管是在平时，还是在节庆假日里，都要在饮食上有所节制，要管好自己的嘴，千万不要让美食成为生命的威胁。

4.过度服药

许多药物及化学品可损害心肌，甚至有些治疗心脏病的药物在发挥治疗作用的同时，也诱发或加重了心脏病。如最常用的青霉素会使某些过敏性体质的人发生过敏性休克。

如治疗血吸虫病的锑剂、治疗阿米巴痢疾的依米丁、治疗疟疾的奎宁等，对心肌都有直接损害。

治疗砷、金中毒的二硫基丙醇，治疗有机磷中毒的阿托品类药物，抗心绞痛药硝酸甘油等可引起窦性心动过速；治疗心绞痛与心动过速的受体阻滞剂如心得安、氨酰心安等，抗心律失常的异搏停、心律平等，可引起心动过缓。

治疗支气管哮喘的氨茶碱等也会导致心律失常，在使用药物的时候一定要按照医嘱服用。

本草药膳养护心脏

※人的健康与心脏有着密切的关系，中医认为，养生宜先养心。而药膳能将药物与食物进行巧妙的搭配，既将药物作为食物，又将食物赋以药用，药借食力，食助药威，使用药膳养护心脏，既能提高身体的抵抗力，又能防病治病、保健强身。

▶ 心——"神之居、血之脉"

心为"神之居，主神志"，即表示心主"神志"和"血脉"，而"神志"关乎人的思想、思维，"血脉"关乎人的心气、气血。只有心气旺盛、心血充盈、脉道通利，心主血脉的功能才能正常进行，血液才能在脉管内正常运行。若心气不足，就会导致心血亏虚，以致造成面色苍白。若心血闭阻，则面色青紫；若心血过旺，则面红、舌尖红或糜烂。同时，也只有心主血脉的生理功能正常，人才能精神振奋、思维敏捷，反之则失眠、多梦，甚至发狂、昏迷等。本草药膳养生，从其功效上来讲，治疗疾病和养生保健是密不可分的，牵一发而动全身，只有心血旺、内脏功能正常才能让人容光焕发，所以，养生需养心养血。

▶ 养护心脏的常用药材和食材

养护心脏就是要养心养血，此时最适宜药膳食养。常用的中药材有人参、当归、大枣、龙眼肉、阿胶、益智仁、苦参、生地、黄连、莲子、茯苓、丹参、灵芝、酸枣仁、柏子仁、五味子，食材有红豆、猪心、莲藕、苦瓜，食用这些食物与中药材，可有效地改善面色苍白、心气不足、精神倦怠等症状，而这些食物、药物又可以互相组合做出各种具有滋补气血、养心安神功效的药膳。同时，还可在药膳中适当加入海产品、富含纤维类食物、豆类及大蒜、洋葱、茄子等，这些食物对心脏都是有益处的。

（1）海产品：多食海产品能降低胆固醇，以此来减少胆固醇对心脏的损害。

（2）纤维类食物：含纤维素高的食物能起到保护心脏的作用。

（3）豆类食物：豆类中含有丰富的亚麻二烯酸，能降低胆固醇，减少血液的黏滞性。

（4）大蒜：每天吃1~3瓣未经加工、未除蒜味的大蒜，不仅对冠心病有预防作用，还能降低心脏病的发生。

（5）洋葱：洋葱可生吃、油煎、炖或煮，都能起到很好地降低胆固醇及保护心脏的作用。

（6）茄子：茄子能限制人体从油腻食物中吸收胆固醇，而且能把肠道中过多的胆固醇带出体外，以减少对心脏的损害。

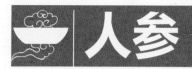

人参

补养心气，生津安神

人参为五加科植物人参的干燥根。主要分布于黑龙江、吉林、辽宁和河北北部，辽宁和吉林有大量栽培。人参含人参皂苷、挥发性成分、葡萄糖等，适于体虚乏力者滋补之用。《本草纲目》记载"人参能补元阳，生阴血，而泻阴火"。《神农本草经》中有记载，人参有"补五脏，安精神，定魂魄，止惊悸，除邪气，明目，开心益智"的功效，久服轻身延年。

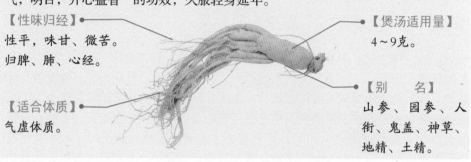

【性味归经】

性平，味甘、微苦。
归脾、肺、心经。

【适合体质】
气虚体质。

【煲汤适用量】

4~9克。

【别　　名】

山参、园参、人衔、鬼盖、神草、地精、土精。

【功效主治】

人参具有大补元气、复脉固脱、补脾益肺、生津安神等功效。用于体虚欲脱、肢冷脉微、脾虚食少、肺虚喘咳、津伤口渴、内热消渴、久病虚羸、惊悸失眠、阳痿宫冷、心力衰竭、心源性休克等症。

【应用指南】

·治不思进食者，不论是大人或小儿· 人参（焙）50克，半夏、姜汁（焙）各10克，研为末，飞罗面做糊，做成绿豆大小的丸，饭后用姜汤服用30~50丸，每日3次。

·治咳嗽化痰· 人参末50克，明矾100克，以酽醋2升，熬矾成为膏状，人参末炼蜜和收，每以豌豆大1丸，放舌下，就不会再咳嗽。

·治上吐下泻· 人参、黄连各5克，水煎服。

·治口干、饮水多、小便多· 将人参制成末，用鸡蛋清调服3克，每日服3次，有效。

·治产后血运· 人参50克，紫苏25克，以酒、水60毫升煎服。

·治产后喘急· 乃血入肺窍，危症。苏木煎汤，调入人参末15克，服用有奇效。

【选购保存】

红参类中以体长、色棕红或棕黄半透明、皮纹细密有光泽、无黄皮、无破疤者为佳。山参是各种人参中品质最佳的一类，其补气固脱的功效尤佳。生晒参类性味偏寒，且加工中不损失成分，以体重、无杂质、无破皮者为佳。对已干透的人参，可用塑料袋密封以隔绝空气，置于阴凉处或冰箱冷冻室内保存即可。

人参滋补汤

养生药膳

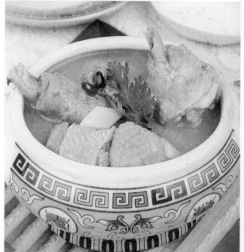

配方 ➤ 人参9克，土鸡250克，盐5克，姜片2克

制作 ➤

①将土鸡洗净，斩成大小合适的块，氽水。②人参洗净备用。③汤锅上火，加水适量，下土鸡、人参、姜片，加入盐调味，煲至熟即可。

养生功效 此汤可养心益肾、温中补脾、益气养血、补肾益精、增强免疫力。对体虚欲脱、久病虚羸、心源性休克有食疗作用。

适合人群 大病后体虚欲脱者、气血不足者、乳汁缺乏的产妇、水肿者、贫血患者、神疲无力者。

不宜人群 阴虚火旺者、内火旺盛（如化脓性炎症、流鼻血、肠燥便秘等）者、伤风感冒患者、高脂血症患者、高血压病患者、糖尿病患者、儿童。

鲜人参乳鸽汤

养生药膳

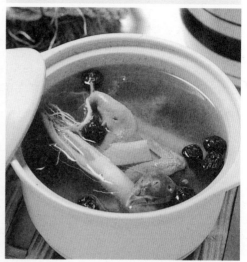

配方 ➤ 鲜人参9克，乳鸽1只，大枣15克，姜5克，盐3克，味精2克

制作 ➤

①乳鸽收拾干净；人参洗净；大枣洗净，泡发去核；姜洗净去皮，切片。②乳鸽入沸水中去血氽水后捞出。③将乳鸽、人参、大枣、姜片一起放入汤煲中，再加水适量，以大火炖煮35分钟，加盐、味精调味即可。

养生功效 此汤可补气养血、生血健体、补益心脾。对贫血、冠心病、血虚闭经、宫寒不孕有食疗作用。

适合人群 体虚者、营养不良者、贫血患者、冠心病患者、妇女血虚闭经患者、宫寒不孕患者、肾虚者。

不宜人群 阴虚火旺者、伤风感冒患者、食积胃热者、先兆性流产患者、尿毒症患者、高血压病患者、儿童。

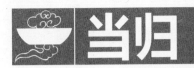 **当归**

滋补心血第一药

当归为伞形科植物当归的根。分布于甘肃、四川、云南、陕西、贵州、湖北等地。含有挥发油、有机酸、氨基酸、维生素、微量元素等多种物质，能显著促进机体造血功能，升高红细胞、白细胞和血红蛋白含量；还能增强免疫力、消炎、保肝、抗辐射、抗氧化和清除自由基等。

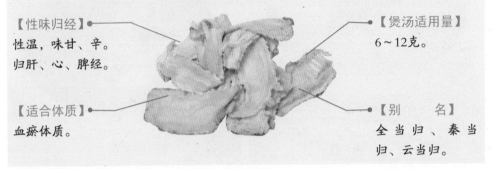

【性味归经】
性温，味甘、辛。
归肝、心、脾经。

【适合体质】
血瘀体质。

【煲汤适用量】
6～12克。

【别　　名】
全当归、秦当归、云当归。

【功效主治】

当归具有补血和血、调经止痛、润燥滑肠等功效，为调经止痛的理血圣药。多用于治疗月经不调、经闭腹痛、症瘕积聚、崩漏、血虚头痛、眩晕、痿痹、赤痢后重、痈疽疮疡、跌打损伤等症。

【应用指南】

·治产后流血过多眩晕、不产、经血过多· 当归100克，川芎50克，每次用15克，水七分，酒三分，煎到七分时，热服，每日1次。

·治鼻中流血不止· 当归用微火烘干研碎成末，每次服3克，米汤调后服下。

·治小便出血· 当归200克捣碎，以酒3升，煮至3升时服下。

·治胎位不正· 用当归150克、川芎50克研成末，先用黑豆炒焦，同流水400毫升，煎至200毫升时服下。

·治血崩· 当归30克，龙骨60克（炒赤），香附子9克（炒），棕毛灰15克。以上研为末，米饮调15克，空心服。

【选购保存】

选购当归时，以主根粗长、皮细、油润，外皮呈棕黄色、断面呈黄白色，质实体重，粉性足，香气浓郁的为质优。当归除了含有挥发油外，还含有丰富的糖分，较易走油和吸潮，所以当归必须密封后，贮藏在干燥和凉爽的地方。

当归党参大枣鸡汤

当归龙眼猪腰汤

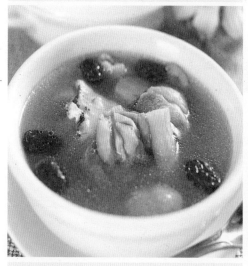

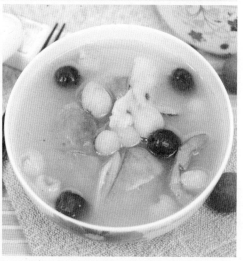

配方 〉党参15克，当归12克，大枣8枚，鸡腿1只，盐2克

制作 〉

① 鸡腿洗净刴块，放入沸水中汆烫，捞起冲净；当归、党参、大枣洗净备用。② 鸡腿、党参、当归、大枣一起入锅，加7碗水以大火煮开，转小火续煮30分钟。③ 起锅前加盐调味即可。

养生功效 此汤可补血健脾、益气补虚、调经止痛。

适合人群 月经不调（如痛经、月经量少、月经色暗、月经推迟、闭经）患者、贫血患者、血虚头晕者、产后病后体虚者、产后腹痛者、心绞痛患者、动脉硬化患者。

不宜人群 感冒患者、湿阻中满者、大便溏泄者、气滞火盛者。

配方 〉猪腰150克，龙眼肉30克，当归10克，姜片适量，盐1克

制作 〉

① 猪腰洗净，切开，除去白色筋膜；当归、龙眼肉洗净。② 锅中注水烧沸，入猪腰飞水去除血沫，捞出切块。③ 将适量清水倒入煲内，大火煲滚后加入所有食材，改用小火煲2小时，加盐调味即可。

养生功效 此汤有养血安神、补血益气之效。

适合人群 气血亏虚引起的心悸失眠者、贫血头晕者、产后病后血虚者、低血压患者、腰膝酸痛者、腹胀疼痛者、月经不调者、心律失常者。

不宜人群 阴虚火旺者、大便溏薄者、热盛出血者、高血压病患者。

对症药膳，调理心脑血管疾病

※中医讲究对症用药，因此药膳要对症。东汉医学家张仲景说："饮食之味，有与病相宜，有与身为害，若得宜则益体，害则成疾。"可见对症食疗对于疾病恢复的重要性。而药膳与药物不同，重在"养"与"防"，使用药膳调养疾病，不能一蹴而就，需通过长时间的调理才行。

▶ 调理心脏，药膳需对症

中医讲究"辨证施治"，使用药膳调养心脏，需要根据不用的症状表现加以施治，这样才能做到"对症下药，药到病除"。否则不仅对病症无益，而且还会损伤身体，加重病情。有益气、温补、活血之功效的中药，如人参、黄芪、丹参、当归等对体虚、食欲不振、精神疲乏等体征的心脑血管病人来说较为适宜。有明显气血不足的心血管病患者，冬季可进补阿胶；有怕冷、腰酸等阳虚症候者，可配入黑芝麻、核桃仁；平时脾胃虚弱者，可加入陈皮、山药煎液（陈皮10克、山药15克），以防伤胃。以上诸品，或可炖鸡、炖鸭，或可熬汤。但也有一些老年人，内有蕴热，表现为心烦急躁、舌红、舌苔黄腻，则不适合药补。

▶ 关注心脑血管疾病，防治需同步

心脑血管疾病是心血管疾病和脑血管疾病的统称，泛指由于高脂血症、血液黏稠、动脉粥样硬化、高血压等所导致的心脏、大脑及全身组织发生缺血性或出血性疾病的通称。常见的有冠心病、心律失常、心肌炎、高血压、脑血管硬化等。心脑血管疾病是一种严重威胁人类，特别是50岁以上中老年人健康的常见病，而60岁以上老年人中40%～45%患有高血压的同时还患有高血糖或高血脂。同时，心脑血管疾病具有"发病率高、致残率高、死亡率高、复发率高、并发症多"的特点，这些都需要我们引起广泛的关注。

对于心脑血管疾病，预防和治疗须同步。此时，就需要我们关注养生的细节，心脑血管疾病患者应保持心态的平衡，忌情绪激动；适当运动，并合理安排运动时间和控制好运动量。此外，对于心脑血管疾病的预防也应有所关注，须注意防止血管栓塞，特别是冬季寒冷时，更要注意保暖；且心脑血管疾病患者不宜晨练，晨起后突然大幅度锻炼，神经兴奋性突然增高，极易诱发心脑血管疾病。同时，还需注意饮食习惯，多吃富含精氨酸的食物，有助于调节血管张力、抑制血小板聚集的血管舒张因子氧化合成，减少血管损伤。为了控制血压和血脂，进补也要适度。

冠心病

冠心病是冠状动脉粥样硬化性心脏病，是由于冠状动脉粥样硬化病变致使心肌缺血、缺氧的心脏病。以胸部有压迫窒息感，闷胀感，疼痛剧烈多如压榨样、烧灼样，甚至胸痛彻背、气短、喘息不能卧、昏厥等为主要症状。好发人群为有血脂异常、高血压、糖尿病、吸烟、肥胖、痛风、不运动等情况的人群。中医认为，冠心病属于"胸痹""心痛"病症范畴，由于各种原因导致气血不和，阻滞心脉、心血瘀阻，则胸闷、心痛。治疗此症应以活血化瘀、通络止痛、益气养阴、养心安神为主。常用的药材和食材有西洋参、天麻、玉竹、山楂、红花、丹参、延胡索、木耳、芹菜、洋葱、胡萝卜、猪心、猪肝、海带等。此外，患者饮食宜清淡、易消化、少食多餐，晚餐量少，戒烟少酒。忌吃动物油、辣椒、咖啡、浓茶，以及肥肉、狗肉、羊肉等肥腻热性食物。同时，要起居有常，早睡早起，避免熬夜工作。

对症药膳 【玉竹炖猪心】

|配 方| 玉竹50克，猪心500克，生姜片、葱段、花椒、盐、白糖、味精、香油各适量

|制 作| ①将玉竹洗净，切成段；猪心剖开，洗净血水，切块。②将玉竹、猪心、生姜片及洗净的葱段、花椒同置锅内煮40分钟。③下盐、白糖、味精和香油于锅中即可。

养生功效 此汤具有安神宁心、养阴生津等功效，常食可改善冠脉流量，防治冠心病。

对症药膳 【白芍猪肝汤】

|配 方| 白芍、菊花各15克，枸杞子10克，猪肝200克，盐5克

|制 作| ①将猪肝洗净切片汆水，白芍、枸杞子、菊花均洗净备用。②净锅上火倒入水煮开，下入白芍、菊花、猪肝煲至熟。③后下入枸杞子，调入盐即可。

养生功效 本品有养血补血、理气止痛等功效，可缓解冠心病胸闷、胸痛等症状。

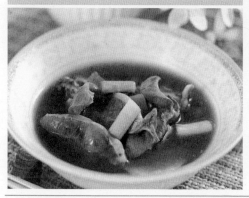

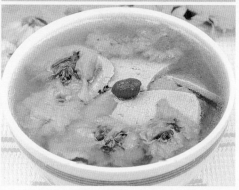

脑血管硬化

脑血管硬化是中枢神经系统的常见病，由脑部血管弥漫性粥样硬化、管腔狭窄及小血管闭塞等使脑部的血流供应减少的疾病所引起。脑血管硬化最大的危害就是容易引起脑卒中，初期症状为头晕、头痛，记忆力减退、注意力不集中等。晚期症状主要表现为记忆力缺损、意识障碍。45岁以上人群，有高血压病、高脂血症患者为易发人群。该症也属于中医"眩晕""头痛"范畴，治疗此症应以益气和血、化浊通络为主。常用的药材和食材有赤芍、红花、川芎、桃仁、蒲黄、当归、五灵脂、海带、大蒜、洋葱、金橘、蜂蜜等。饮食上应注意，勿食狗肉、猪肝、鸡肉、鸭蛋等高脂肪、高胆固醇食物，同时还应忌食辣椒、胡椒、芥末、白酒等辛辣、刺激性强的食物。生活中，应早睡早起，养成良好的生活习惯，适当运动，改善血液循环，增加血液流动量。

对症药膳 【决明子苦丁茶】

配 方 炒决明子、牛膝、苦丁茶各5克，砂糖适量

制 作 ①将炒决明子、牛膝、苦丁茶洗净，放进杯中。②加入沸水冲泡10分钟。③加入砂糖调味即可。

养生功效 本品可清热泻火、降压降脂，可预防高血压、高血脂、脑血管脉硬化、冠心病等。此外，本茶还可治疗肝火旺盛引起的目赤肿痛、头痛头晕、小便短赤涩痛、大便干燥秘结等症。

对症药膳 【薏米南瓜浓汤】

配 方 薏米35克，南瓜150克，洋葱60克，奶油5克，盐3克，奶精少许

制 作 ①薏米洗净，入果汁机打成薏米泥。②南瓜、洋葱洗净切丁，均入果汁机打成泥。③锅炖热，将奶油熔化，将南瓜泥、洋葱泥、薏米泥倒入锅中煮滚并化成浓汤状后加盐，再淋上奶精即可。

养生功效 此汤具有降低血压、保护血管、抗动脉硬化等功效，还可健脾益气。

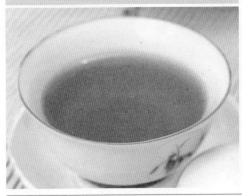

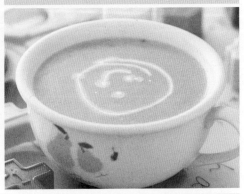

心律失常

心律失常指心律起源部位、心搏频率与节律或冲动传导等发生异常，即心脏的跳动速度或节律发生改变。主要症状为气促、喘息等，可由冠心病、心肌病、心肌炎、风湿性心脏病等引起，各个年龄段均可发生。中医认为，心律失常属于中医"心悸""怔忡""胸痹""心痛"等病症范畴，多由脏腑气血阴阳虚损、内伤七情、气滞血瘀交互作用致心失所养、心脉失畅而引起。治疗此症应以益气补血、养心安神、滋阴降火、温补心阳为主。常用药材和食材有黄芪、三七、党参、当归、丹参、白果、绞股蓝、猪心、乌鸡、甲鱼、洋葱、荞麦等。饮食上宜吃绿色蔬菜、鱼类、瘦肉类、豆类、奶类、水果等，限制动物内脏、动物油、鸡肉、蛋黄、螃蟹、鱼子等高脂肪、高胆固醇食物的摄入，忌烟酒、浓茶、咖啡及辛辣调味品等刺激心脏及血管的食物。生活中还应该按时作息，保证睡眠。

对症药膳 【双仁菠菜猪肝汤】

|配 方| 酸枣仁、柏子仁各10克，猪肝200克，菠菜2棵，盐5克

|制 作| ①猪肝洗净，切片；菠菜去根，洗净，切段。②将酸枣仁、柏子仁装在棉布袋内，扎紧；将棉布袋入锅加4碗水熬高汤，熬至约剩3碗水。③猪肝氽烫后捞出，将猪肝、菠菜加入高汤中，水开后加盐调味即成。

养生功效 此汤健脑镇静、滋补心肝，适合心血亏虚、失眠多梦的心律失常患者食用。

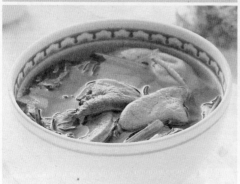

对症药膳 【何首乌炒猪肝】

|配 方| 何首乌15克，当归10克，猪肝300克，韭菜花250克，原味豆瓣酱8克，盐3克，淀粉5克，食用油适量

|制 作| ①猪肝洗净，氽后，捞出切成薄片备用。②韭菜花洗净，切段；何首乌、当归洗净，加水煮10分钟，滤取药汁，与淀粉混合均匀。③起油锅，下豆瓣酱与猪肝、韭菜花翻炒，入药汁混合后的水淀粉翻炒至熟，加盐即可。

养生功效 本品补血养心、活血化瘀，适合心血不足的心律失常患者食用。

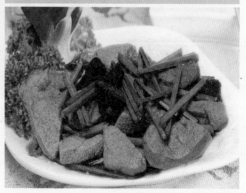

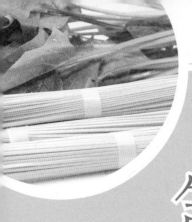

第三章

药膳护理肝脏,
拥护"智勇双全的大将军"

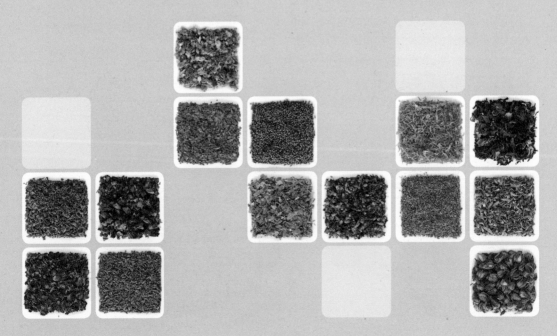

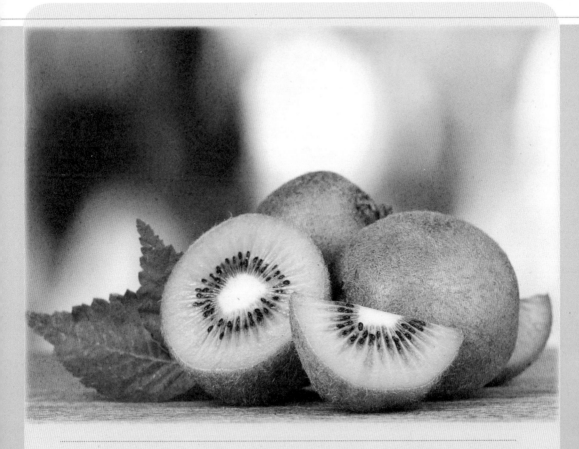

　　《黄帝内经》中记载："肝者，将军之官，谋虑出焉。"认为肝是将军之官，是主谋略的。将军不仅可以打仗，而且还是能够运筹帷幄的人。将军运筹帷幄的能力，就相当于肝的藏血功能。而"谋虑出焉"，指的就是把肝气养足了才能够想出谋略，才能木生火，火为心，木旺则火旺，才能"神明出焉"。而在现代医学中，肝是人体内最大的解毒器官，人体内产生的毒物、废物，吃进去的毒物、损肝脏的药物等必须依靠肝脏解毒。合理运用药膳养护肝脏，能很好地调理身体，起到养生和防治疾病的功效。

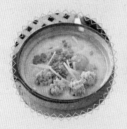 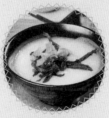 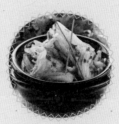 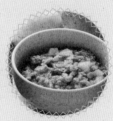

《黄帝内经》中的肝脏养生

※不能单独、片面地讲肝脏养生，因为《黄帝内经》中就有"肝胆相照"一说，而在其脏腑的功能上，肝脏与胆更是密不可分。肝是人体内最大的解毒器官，肝脏将有毒物质变为无毒的或消融度大的物质，随胆汁或尿液排出体外。只有"肝"与"胆"相互协作，将人体内毒素分解排出，人们的身体才健康。

▶ 肝胆一家，《黄帝内经》中的"肝胆论"

"肝胆相照"这一成语比喻以真心相见。这在中医里也是很有讲究的，《黄帝内经》中有记载："肝者，将军之官，谋虑出焉。胆者，中正之官，决断出焉。"足厥阴肝经在里，负责谋虑；足少阳胆经在表，负责决断。只有肝经和胆经相表里，肝胆相照，人的健康才有保证。虽然负责谋虑和决断的是心，但心是"君主之官"，负责全局，具体的工作则交给肝和胆。肝和胆的谋虑和决断又不同于心。中医说的心包括"心"和"脑"，"心"和"脑"的谋虑和决断主要在思维和意识之中，是理性的；而"肝"与"胆"的谋虑和决断主要在潜意识中，是感性的、本能的。

胆居六腑之首，又属于"奇恒之腑"。胆与肝有经脉相互络属，而为表里。胆在人体中极为重要，其消毒功能类似电脑的杀毒系统，但实际的功能、起的作用比想象的还要多。在《黄帝内经》中有这样的话："胆者，中正之官，决断出焉。""凡十一藏，取决于胆也。"意思是说，胆主决断，好比一个国家的司法部门，司法部门是决断各种纠纷的部门，这种决断力是需要胆识的，所以一个人的胆识大不大直接受制于胆的功能。

▶ 《黄帝内经》中对肝脏的认识

《黄帝内经》曰："肝者，将军之官，谋虑出焉。""肝者，罢极之本，魂之居也，其华在爪，其充在筋。""肝藏血，血舍魂，肝气虚则恐，实则怒。"肝悲哀动中则伤魂，魂伤则狂妄不精，不精则不正当人，阴缩而挛筋，两肋骨不举，毛悴色夭死于秋。""肝主筋……久行伤筋。""酸走筋，筋病无多食酸。怒气逆则伤肝。肝恶风，风伤肝。""东方青色，入通于肝，开窍于目。""目者，肝之官也。……肝病者，眦青。""肝气通于目，肝和则目能辨五色也。"古人很早就观察到了肝脏虽然在内，看不到，但是可以通过很多外在的行为和体表的脏器来判断肝脏的健康。如上所述，肝脏就像一个将军，是管理人的思维判断能力的，人是否有持久运动的能力，要由肝脏的强弱来决定，还可以通过对于指甲和筋的观察，判断肝脏的强弱。一个人如果过于悲哀，就会伤肝，因为肝管魂。魂不守了，就会发狂，我们常见悲哀深重之后发狂的现象，中医认为这就是"肝不藏魂"引起的。过于悲哀而伤肝还可以表现为阳痿、手足抽筋、肋下胀满等症状。走路时间太长，也会伤筋导致伤肝，还有生气会伤肝，受风会伤肝。肝强壮的人，眼睛视物清楚，肝生病的人，眼角会出现青色。肝气盛的人爱说话，肝气虚的人爱流泪。肝气盛的人易暴怒，肝气虚的人易恐惧……这些都是古人对于肝脏外在表现的观察，临床意义重大。

▶ 认识肝脏的生理功能

清代医学家周学海在《读医随笔》中说："医者善于调肝，乃善治百病。"由此，我们可以看出，肝对人体健康具有总领全局的重要意义。

1.肝主疏泄

疏泄，即传输、疏通、发泄。肝脏属木，主生发。它把人体内部的气机生发、疏泄出来，使气息畅通无阻。气机如果得不到疏泄，就是"气闭"，气闭会引起很多的病理变化，譬如出现水肿、瘀血、女子闭经等。肝具有疏泄气机的功能。如果肝气郁结，就要疏肝理气。此外，肝还有疏泄情志的功能。人都有七情六欲、七情五志，也就是喜、怒、哀、乐这些情绪。这些情志的发散也靠肝脏。肝还疏泄"水谷精微"，这是指人们吃进去的食物变成营养物质，肝把它们传输到全身。

2.肝主藏血

肝有贮藏血液和调节血量的功能。当人体在休息或情绪稳定时，机体的需血量减少，大量血液贮藏于肝；当劳动或情绪激动时，机体的需血量增加，肝就排出其所储藏的血液，以供应机体活动的需要。如肝藏血的功能异常，则会引起血虚或出血的病变。若肝血不足，不能濡养于目，则两目干涩昏花，或为夜盲；若失于对筋脉的濡养，则筋脉拘急、肢体麻木、屈伸不利等。

3.肝主筋

筋的活动有赖于肝血的滋养。肝血不足，筋失濡养可导致一系列症状，如前所述。若热邪炽盛，灼伤肝的阴血，可出现四肢抽搐、牙关紧闭等，中医称之为"肝风内动"。

▶ 了解肝脏的功能表现

除了主藏血、主疏泄两大功能外，肝在志、在液、在体和在窍的四大功能表现为：

肝在志为"怒"：怒是人们在情绪激动时的一种情志变化。怒对于机体的生理活动来说，一般属于一种不良的刺激，可使气血上逆、阳气升泄，故《黄帝内经·素问·举痛论》说："怒则气逆，甚则呕血及飧泄，故气上矣。"由于肝主疏泄，阳气升发，为肝之用，故说肝在志为怒。如大怒，则势必造成肝的阳气升发太过，故又说"怒伤肝"。反之，肝的阴血不足，肝的阳气升泄太过，则稍有刺激，即易发怒。

肝在液为"泪"：泪从目出，故《黄帝内经·素问·宣明五气篇》说："肝为泪。"泪有濡润眼睛、保护眼睛的作用。正常情况下，泪液的分泌是濡润而不外溢，但在异物侵入目中时，泪液即可大量分泌，起到清洁眼睛和排除异物的作用。在病理情况下，则可见泪液的分泌异常。如肝的阴血不足时两目干涩，实质上即是泪液的分泌不足；如在风火赤眼、肝经湿热等情况下，可见目眵增多、迎风流泪等症。此外，在极度悲伤的情况下，泪液的分泌也可大量增多。

肝在体合筋，其华在爪：筋即筋膜，附着于骨而聚于关节，是联结关节、肌肉的一种组织。筋和肌肉的收缩和弛张，即是肢体、关节运动的屈伸或转侧。《黄帝内经·素问·痿论》说的"肝主身之筋膜"，主要是由于筋膜有赖于肝血的滋养。肝的血液充盈，才能养筋；筋得其所养，才能运动有力而灵活。此外，肝的阴血不足，筋失所养，还可出现手足震颤、肢体麻木、屈伸不利，甚至瘛疭等症。爪，即爪甲，包括指甲和趾甲，乃筋之延续，故称"爪为筋之余"。肝血的盛衰，可影响爪甲的荣枯。《黄帝内经·素问·五脏生成篇》说："肝之合筋也，其荣爪也。"肝血充足，则爪甲坚韧明亮，红润光泽。若肝血不足，则爪甲软薄，枯而色夭，甚则变形脆裂。

肝在窍为"目"：目又称"精明"，是视觉器官。如《黄帝内经·素问·脉要精微论》说："夫精明者，所以视万物、别黑白、审短长。"肝的经脉上联于目系，目的视力，有赖于肝气之疏泄和肝血之营养，故说："肝开窍于目。"如《黄帝内经·灵枢·大惑论》说："五脏六腑之精气，皆上注于目而为之精。精之窠为眼，骨之精为瞳子，筋之精为黑眼，血之精为络，其窠气之精为白眼，肌肉之精为约束，裹撷筋骨血气之精而与脉并为系，上属于脑，后出于项中。"后世医家在此基础上发展为"五轮"学说，给眼科的辨证论治打下了一定的基础。

▶ 日常生活中的七大养肝法

1.情志调节，戒躁戒怒

肝主疏泄，调畅气机，具有调畅情志的功能。肝气的疏泄功能正常，则气机调畅，气血和调，心情舒畅，情志活动正常；若肝气的疏泄功能不及，肝气郁结，可见心情抑郁不乐，稍受刺激即抑郁难解，或悲忧善虑，患得患失；若肝气郁而化火，或大怒伤肝，"怒则气上"，肝气上逆，肝的升泄太过，可见烦躁易怒、亢奋激动的表现。这也与中医"七情不可为过"的理念相同，过激会损伤脏器，有"怒伤肝、喜伤心、忧伤肺、恐伤肾"之说。

怒在中医里被归为"肝火上炎"，意指肝管辖范围的自律神经出了问题。除了本位的治疗外，透过"发泄"和"转移"的方法也可使怒气消除，保持精神愉快。

新的科学研究显示，想到一些好玩的、有趣的事，这样的念头会增加脑内分泌更多使身心愉悦的化学物质。其次，当肝气郁结时，人就容易感觉郁闷，忧郁症就会接踵而至。因此，应该注意保持情绪稳定，遇事不要太激动，尤其不能动怒，否则对肝脏损伤会很大。另外，如果肝气过旺的话，容易诱发心脑血管疾病。所以，心脑血管疾病患者一定要注意保养肝气，保持情绪稳定，保持平和的心态。心脑血管疾病患者如果好激动、爱发火，就很容易诱发脑卒中、脑梗死。如果情绪不稳定又肝气虚的话，就会引起虚脱。

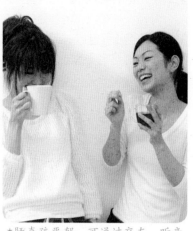

由于生气会给肝脏造成诸多问题，因此要想肝脏强健，就要学会制怒，保持情绪的稳定是养肝的重中之重。日常生活中一定不要生气，即使生气也不要超过3分钟。所谓的不生气并不是把气闷住，而是修养身心，开阔心胸，使得面对人生不如意时，能有更宽广的心胸包容他人的过错，尽力保持自身情绪的稳定和乐观，从而使肝火熄灭，肝气正常生发、顺调。否则易引起肝脏功能波动，让火气旺上加旺，伤及肝脏的根本。

★肝喜疏恶郁，可通过交友、听音乐等方法来纾解情绪，以免造成肝气瘀滞

如果实在无法控制情绪，那么如何在生气后将伤害降到最低呢？最简单的方法，就是按摩脚背上的太冲穴（在足背第一、二跖趾关节后方凹陷中），可以让上升的肝气往下疏泄，这时这个穴位会很痛，必须反复按摩，直到这个穴位不再疼痛为止。其次，吃些理气解郁的食物，如陈皮、山药、金橘、山楂、莲藕等，对疏泄肝气、顺气健脾都很有帮助。同时，还有一种简单的消气办法则是用热水泡脚，水温控制在40～42℃，泡的时间则因人而异，最好泡到肩背出汗。此外，加强运动也有助于消气，如散步、打球、游泳、练瑜伽等，或者做一些体力劳动，如拖地、洗衣物等，都有助于消气。

2.调节膳食，护肝保肝

肝脏与心脏一样，是支撑生命大厦的重要支柱之一，因为它拥有生命离不开的生理功能，在日常生活中，我们护肝养肝，还需要调节膳食，多食用一些对肝脏有好处的食物。

西红柿：含有大量的维生素，属于低热量的果蔬，具有清热解毒、保护肝细胞、防止毒素对肝细胞的损害、减肥调脂等功效，经常食用对肝脏是很有益的。

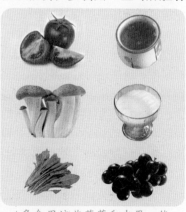

蘑菇：天然真菌类蔬菜，富含多种对机体有益的成分，可增强T淋巴细胞功能，从而提高机体抵御各种疾病的免疫功能；含有的一种毒蛋白，能有效地阻止癌细胞的蛋白合成；含有的粗纤维、半粗纤维和木质素等，可保持肠内水分，并吸收体内剩余的胆固醇、糖分，将其排出体外，具有通便排毒、清热生津、滋养肝脏、预防动脉硬化等功效。

★多食用这些蔬菜和水果，能更好地养护肝脏

酸奶：其含有的乳酸杆菌能抑制和杀死肠道里的腐败菌，减少由其他毒素引起的中毒现象。饮用酸奶，使肠道呈现酸性环境，可减少氨的吸收及肠道细菌对蛋白质的分

解作用，对肝脏具有很好的保护作用。

蜂蜜、蜂王浆：属于养生保健食品，蜂蜜具有养肝和保护肝脏的功能；蜂王浆具有滋补肝肾、益肝健脾、养眼等功效，可谓是对肝脏有益的首选饮食之一。

菠菜：含有丰富的胡萝卜素、维生素C、钙、磷及一定量的铁、维生素E等有益成分，有补血止血、利五脏、通血脉、止渴润肠、滋阴平肝、助消化、清理肠胃热毒的功效，对肝气不疏并发胃病具有很好的辅助疗效。

葡萄：含有丰富的葡萄糖、果酸、有机酸、天然生物活性物质、纤维素及多种维生素，具有保护肝脏、助消化、增强食欲、改善疲劳等功效。

大豆及豆制品：含有丰富的蛋白质和钙、铁、磷等元素，对促进肝细胞的修复和再生、调节机体免疫功能都是很有益的。

动物肝脏：含有丰富的优质蛋白，对于保护肝脏、促进肝细胞的修复和再生具有很重要的意义，且富含铁、叶酸、维生素B$_{12}$，是很好的补血保肝食品。

3.养睛明目，护眼即是护肝

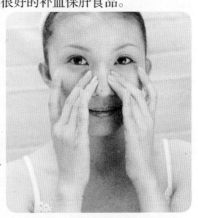

*经常按摩眼睛和眼部周围，有助于改善视力。

《黄帝内经》中有云："久视伤血，久卧伤气，久坐伤肉，久立伤骨，久行伤筋。"视力的好坏与主血的肝脏关系最为密切，如果视力不好，通常对肝脏也会造成不良影响，因此在日常生活中，我们一定要注意多多保护视力。古代医学家根据临床实践，总结了许多简便而有效的养眼明目的方法，现介绍几种眼保健法。

熨目法：早晨起床，全身放松，闭上双眼，先将双手快速互相摩擦，待手搓热后用双手熨帖双眼，热散后两手猛然拿开，两眼也同时用力一睁，如此反复3～5次后，再以食指、中指轻轻按压眼球，或按压眼球四周。此法可通经活络，促进眼睛的血液循环，增进新陈代谢。

运目法：头不动，眼睛睁开，转动眼球。先让眼睛凝视正下方，再将眼球缓慢转至左方，再转至凝视正上方，至右方，最后回到凝视正下方，这样，先按顺时针方向转10圈，再按逆时针方向转10圈。如此反复练习三遍，每次转动，眼球都应尽可能地达到极限。此法于早晨在公园内或有绿色植物的地方进行最好，有助于醒脑明目。

极目法：早晨在空气清新的地方，自然站立，两眼先平视远处的一个目标，再慢慢将视线收回，到距一侧手臂长的距离时，再将视线由近而远转移到原来的目标上。如此反复数次，然后再进行深呼吸运动，对调节眼功能有一定的好处。

洗目法：将脸盆消毒后，倒入温水，面部入水，在水中睁开眼睛，使眼球按顺时针、逆时针方向各转9次。进行练习时若感到呼吸困难，应将头抬起在外深呼吸一下，再进行练习。此法能清洁眼睛，改善散光、远视、近视等眼部问题。

低头法：身体取下蹲式，用双手分别攀住两脚五趾，并稍微用力地往上扳，用力时尽量朝下低头，这样有助于使五脏六腑的气血流向头部，从而起到营养耳目、养肝护肝之功效。

吐气法：腰背挺直坐好，以鼻子徐徐吸气，待气吸到最大限度时，用右手捏住鼻孔，紧闭双眼，再用口慢慢地吐气。

折指法：小指向内折弯，再向后折的屈伸运动。每天坚持早晚各做一遍，每遍进行30~50次。

4.饭后静坐能保肝

护肝的关键在于该动的时候动，该静的时候静。专家建议，吃完饭后静坐休息10~30分钟，再去散步或做别的事情，这对肝脏的保养，尤其是对有肝病的人来说是非常有必要的。

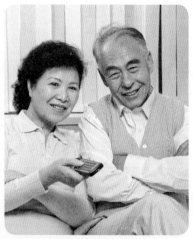

肝脏是人体造血和用血的重要器官，人在吃完饭后，身体内的血液都集中到消化道内参与食物消化的活动。如果饭后马上行动，身体由静到动，就会有一部分血液流向身体其他部位，从而导致流入肝脏的血流量减少50%以上。如果肝脏长时间处于供血量不足的情况，正常的新陈代谢活动就会受到影响，导致对肝脏不同程度的损害。吃完饭后要闭目养神10~30分钟，尽可能使血液多流向肝脏，以供给肝细胞氧和营养成分。

*肝脏是造血的重要器官，饭后静坐半个小时有助于养肝护肝

需要注意的是，静坐时最好能另觅静室，如果条件不允许，亦可选在客厅或卧室中，注意须打开窗户和门，使空气流通，但不宜坐在风口处。在入座前，须宽衣松带，使筋肉不受拘束，气机不受阻滞。但在秋冬寒冷时节，尤其是老人和小孩，必须盖好两腿，以免膝盖受风。坐时可另备坐凳或直接坐在床上，但总以平坦为宜。座位上铺坐垫或褥子，最好是软厚一点的，有利于久坐。

5.预防肝病，小心护肝

肝炎是肝脏的炎症。肝炎的原因可能不同，最常见的是病毒造成的，此外还有自身免疫功能低下造成的。酗酒也可以导致肝炎。需要注意的是，通常我们生活中所说的肝炎，多数指的是由甲型、乙型、丙型、丁型、戊型等肝炎病毒引起的病毒性肝炎，这是"肝炎"家族中一个最重要的分支。病毒性肝炎是一种传染性强，传播途径复杂，发病率高，流行面广的传染性疾病。目前病毒性肝炎病毒主要有甲、乙、丙、丁、戊五种类型。其中甲肝和戊肝都是通过饮食传播的，如果与患者密切接触，共用餐具、茶杯、牙具等，或者吃了肝炎病毒污染的食品和水，就可能增加受传染的概率。因此，在平时要做到饮水卫生，不吃不干净的食物，讲究餐具、茶具的消毒；不吃没有煮熟的海鲜等，进食水产品特别是毛蚶、蛤蜊等带壳水产品之前，应在85~90℃的高温中加热一段时间；多吃新鲜蔬菜和水果，提倡吃植物油，少吃动物油；另外，罐头、腌制的食品也应少吃。而乙型肝炎是所有肝炎中危害最严重的，血源性传播是乙肝主要的传播途径，其他传播途径有吸血昆虫如蚊子等叮咬，所以要注意消灭害虫，防止害虫叮咬。乙型肝炎饮食传播的可能性很小，但使用公筷和分餐制还是有必要的。另外，接种乙肝疫苗，是预防乙型肝炎的主要方法。

6.丑时肝经当令宜熟睡

丑时是指凌晨1～3点，这个时候是肝经当令。肝经当令时一定要熟睡，这是因为肝藏血，肝血推陈出新，必须休息，以保障肝脏的正常功能。人的思维和行动要靠肝血的支持，废旧的血液要淘汰，新鲜的血液要产生。这种代谢通常在肝经最旺的丑时完成。

《黄帝内经·素问·五脏生成篇》："故人卧血归于肝。肝受血而能视，足受血而能步，掌受血而能握，指受血而能摄。" 意思是说，人躺下休息时血归于肝脏，眼睛得到血的滋养就能看到东西，脚得到血的滋养就能行走，手掌得到血的滋养就能把握，手指得到血的滋养就能抓取。当人休息或情绪稳定时，机体的需血量减少，大量血液储藏

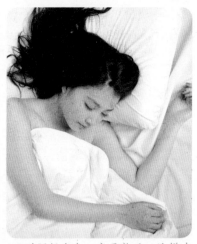

★丑时肝经当令一定要熟睡，这样才能让血归于肝脏，以保护肝脏的正常功能

于肝；当劳动或情绪激动时，机体的需血量增加，肝排出其储藏的血液，供应机体活动需要。"人动血运于诸经，人静血归于肝"，说的也是这个道理。如果我们在凌晨1～3点的丑时还不休息的话，血液就要继续不停地"运于诸经"，无法归于肝并进而养肝，那么我们的肝脏在超负荷下运转，难免会有闪失。所以要强调的是，丑时一定要睡觉，而且必须要"在这段时间内睡着"，所以要在子时前就寝。

▶ 提防现代生活方式中的"伤肝元素" ·················•

1.用眼过度

肝在窍为"目"，用眼过度是非常伤肝的，近年来，据调查证实，每天在电脑前工作3小时以上的人中，90%的人都有眼睛干涩的问题。而在未来5年中，眼睛干涩患者人数还将以每年10%以上的速度增长。特别是现代长期从事电脑操作的人，要非常重视这一点。日常生活中要注意眼保健，预防眼睛干涩，这样即使发病症状也会减轻。平时要用眼得当，注意精神放松，感到眼睛疲劳时进行适当休息。家里的电视机、办公室的电脑不应摆放在高于眼睛水平的位置。其次，要注意用眼习惯，定时休息，连续在电脑屏幕前的时间不宜过长，每隔1小时就要休息5～10分钟。眼睛是向内、向下看的，所以在休息时，尽量让眼睛向左上方和右上方看。在休息时，要活动颈部和肩部肌肉，因为颈部肌肉僵直紊乱会影响视力。经常用眼过度者平时多吃些粗粮、杂粮、红绿蔬菜、薯类、豆类、水果等含有维生素、蛋白质和纤维素的食物。

2.久坐不动

关节、肌腱、韧带属于肝系统，是肝脏赖以疏泄条达的结构基础、重要通道。对着电脑、电视，或是在车上久坐不动，会令许多人关节肌腱韧带僵硬，使肝疏泄条达系统内的通道不畅通。所以，我们经常会觉得，越是坐着，越是不运动，人就

会越是郁闷或脾气暴躁，所以说"久坐伤肝"。应适当增加运动量，在坐了一段时间后多起来活动活动，舒展筋骨，有利于养肝。

3.七情郁结

人有七情六欲、七情五志，也就是喜、怒、哀、乐这些情绪。这些情志的发散也靠肝脏。肝气郁结或快或慢会反映出一系列躯体疾病：胃痛、腹痛、便溏、头痛、胸闷、月经不调、乳腺增生、子宫肌瘤、色斑、高血脂、脂肪肝、高血压等。一般人往往经不起多次大怒激愤的情绪冲击，会导致肝气横逆、肝阳暴涨，所以，养肝要注意情志的调节。

4.过度饮酒

少量饮酒有利于通经、活血、化瘀和肝脏阳气之升发，但不能贪杯。要知道肝脏代谢酒精的能力是有限的，多饮会伤肝。据医学研究表明，体重60千克的健康人，每天只能代谢60克酒精，若超过限量，就会影响肝脏健康，甚至造成酒精中毒，危及生命。另一方面，酒不但直接损害肝脏，也影响其他营养素的吸收利用，对肝脏的伤害就更加严重了。

▶ 认识胆的生理功能

胆的生理功能主要是贮藏排泄胆汁和主决断。首先，胆汁来源于肝，由肝精肝血化生，或由肝之余气凝聚而成。胆汁生成后，进入胆腑，由胆腑浓缩并贮藏。贮藏于胆的胆汁，在肝气的疏泄作用下排泄而注入肠中，以促进饮食水谷的消化和吸收。若肝胆的功能失常，胆汁的分泌排泄受阻，就会影响脾胃的受纳腐熟和运化功能，而出现厌食、腹胀、腹泻等症状。若湿热蕴结肝胆，以致肝失疏泄，胆汁外溢，浸渍肌肤，则发为黄疸，出现目黄、身黄、小便黄等症状。相对于肝气升发，胆气以下降为顺，若胆气不利，气机上逆，则可出现口苦、呕吐黄绿苦水等症状。其次，胆主决断，是指胆在精神情志意识思维活动中，具有判断事物、做出决定的作用。人对事物的决定和判断能力与胆的功能有关。胆气豪壮之人，剧烈的精神刺激对其所造成的影响较小，遇事判断准确，临危不惧，勇敢果断；胆气虚怯之人，在受到不良精神刺激时，则易于形成疾病，出现胆怯易惊、善恐、失眠、多梦等精神情志异常的病变。

▶ 胆的日常养护

1.拍打胆经养气血

足少阳胆经循行于人体头、身侧面，如同掌管门户开合的转轴，为人体气机升降出入之枢纽，能够调节各脏腑功能，是十二经脉系统中非常重要的部分。经常拍打胆经，能刺激胆经，促进胆汁的分泌，疏泄肝气，通畅体内气血，排除身体毒素，提升人体对营养的吸收能力。

胆经从外眼角开始，沿着人的头部两侧，然后顺着人体的侧面下来，一直到脚的小趾、四趾（小趾旁边倒数第二个脚趾）。条件允许的话，可顺着胆经的循行路线拍打胆经。最简单的方法是从臀部的环跳穴开始，拍打大腿外侧的循行路线，直到膝部阳关穴即可。具体的操作方法是：侧坐在椅子上，全身放松，一腿搭在另一腿上，露出臀部的环跳穴，手握空拳，手臂不要用力，抬起拳头自由落体向下，沿线从环跳穴到膝阳关进行敲打，敲打至大腿外侧发热为度。每次每侧敲3～5分钟，也可以两侧一起敲，每天敲1～3次。敲胆经时身体可能会出现肠鸣排气、头痛等症，这都是敲胆经有效的一些反应，但如果反应比较严重，就应适当减轻拍打胆经时的力度，以及减少拍打的时间。需要注意的是，拍打胆经的时间最好选在白天，晚上不要敲。因为拍打胆经会促进体内气血的流动，振奋精神，影响睡眠，因此拍打胆经宜选在白天。

2.右侧卧睡利于养胆

胆又为少阳，如果晚上不能及时睡觉或睡眠质量不好，第二天少阳之气没有升起，人就易困乏没有精神。如果子时不睡，除了对胆汁新陈代谢不利以外，还可造成贫血、供血不足。因此，要想胆好就一定要保证良好的睡眠。中医学认为，最有利于养胆的正确睡姿应该是向右侧卧，微曲双腿。这样，心脏处于高位，不受压迫；肝胆处于低位，供血较好，有利于新陈代谢；胃内食物借重力作用，朝十二指肠推进，可促进消化吸收。全身处于放松状态，心跳减慢，五脏六腑能得到充分的休息和氧气供给。

3.规律运动有助排石

临床研究发现，春、秋、冬三季运动量大，胆结石患者的排石率相对较高，夏季运动量少，排石率相对较低。这就说明有规律的健身锻炼，可促使结石排出，降低胆结石的发生危险。美国波士顿汉威顿公共卫生学院的一项研究表明，与运动量少的人相比，运动量多的人发生胆结石的危险性下降了37%。科学家认为，规律的运动能促进内脏的血液循环，对消化器官有按摩作用，能刺激胆汁分泌，改善消化功能，调节组织代谢过程，提高机体免疫能力，对胆囊炎、胆结石有积极的防治意义。

不少人以为早晨是锻炼的最佳时间，实际上，早晨的空气质量并不好。这是由于大多数植物在有阳光时才进行光合作用，吸收二氧化碳，释放人体所需要的氧气。清晨，这些二氧化碳尚未散发掉，也没有被植物吸收，所以空气的质量并不高。

傍晚时分，太阳落山时，植物经过白天的光合作用，吸收二氧化碳并释放氧气，是空气中含氧量最高的时候，这时锻炼比较适宜。胆囊炎、胆结石病人可采用散步的形式锻炼身体。当然不能刚吃完饭就活动，过早或过多的运动会迫使血液流进运动系统，不利于食品的消化和吸收。因此，正确的方法是饭后半小时再运动。

*傍晚时分氧气含量高，适宜活动身体，有助结石的排出。

⊛本草药膳养护肝脏

※肝脏是人体内最大的解毒器官，能吸收由肠道或身体其他部位制造的有毒物质，再以无害物质的形式分泌到胆汁或血液中排到体外。养生需调养五脏，肝胆的养护与养心同样重要。这里我们结合不同的中药材和食材，调出养护肝胆的养生药膳。

▶肝——"罢极之本，魂之居也"

肝为"罢极之本，魂之居也"，肝主"藏血"和"疏泄"，能调节血液量和调畅全身气机，使气血平和，让面部血液运动动力充足。我们常讲"喝酒伤肝"，其实疲劳及作息不规律也会对肝造成伤害，而肝一旦受到损伤，肝之疏泄失职，气机不调，血行不畅，血液淤积于面部则易使面色发青；肝血不足，则面部皮肤也会缺少滋养，久之便会面色暗淡无光、两目干涩、视力不清。同时，我们随时随地都要注意养好自己的肝，要时时注意避免"肝郁"的情况发生。所谓"肝郁"，即是指因情志不舒、恼怒或其他原因影响气机升发和疏泄而造成肝气郁结的状况。肝气郁结，会导致"气闭"伤身，从而使得身体出现水肿、血瘀、痛经、闭经等问题，特别是女性，肝郁最直接的后果还会导致面部生斑。由此可见，养生亦须保护肝脏。

▶养护肝脏常用药材食材

养护肝脏应补血和血、疏肝利胆、调养情志。常用的中药材有枸杞子、白芍、女贞子、菊花、柴胡、牡丹皮、决明子、虎杖、香附、郁金、天麻、钩藤、牡蛎、乌梅，常用的食材有猪肝、鳝鱼、海带、芹菜，食用这些食材与中药材，能改善面色萎黄、肝血不足、情志郁结等症状，且这些食材与中药材还能组合搭配出多种具有疏肝利胆、补血和血、益气解郁功效的药膳。

此外，食用维生素含量丰富的各种蔬菜、水果对肝脏也有益处，还可在药膳中适当加入如燕麦、红薯、洋葱、牛奶等食物，对肝脏也是大有益处的。

（1）燕麦：燕麦中含有丰富的亚油酸和丰富的皂苷素，可降低血清胆固醇、三酰甘油水平。

（2）红薯：红薯能中和人体内因过多食用肉类与蛋类而产生的酸，保持人体内的酸碱平衡，降低脂肪含量。

（3）洋葱：洋葱不仅是很好的杀菌食材，还能有效降低人体血脂、防止动脉硬化。

（4）牛奶：富含钙质，可减少人体内的胆固醇含量。

枸杞子

平补肝肾的佳品

枸杞子为茄科植物枸杞子或宁夏枸杞子的成熟果实，其浆果为红色。主产河北，其余分布于甘肃、宁夏、新疆、内蒙古、青海等地。枸杞子富含维生素B_1、维生素B_2、维生素C、甜菜碱、胡萝卜素、铁、亚油酸、酸浆果红素等成分，能促进调剂免疫系统功能，可提高睾酮水平，促进造血功能。此外，枸杞子能够保肝、降血糖、软化血管、降低血液中的胆固醇、三酰甘油水平，对脂肪肝、糖尿病有一定的疗效。

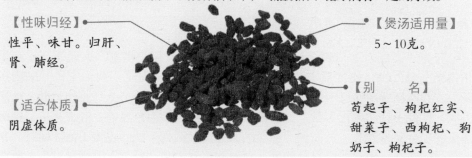

【性味归经】
性平、味甘。归肝、肾、肺经。

【适合体质】
阴虚体质。

【煲汤适用量】
5～10克。

【别　　名】
苟起子、枸杞红实、甜菜子、西枸杞、狗奶子、枸杞子。

【功效主治】

枸杞子具有滋肾、润肺、补肝、明目等功效。能治疗肝肾阴亏、腰膝酸软、头晕目眩、目昏多泪、虚劳咳嗽、消渴、遗精等症。

【应用指南】

·治劳伤虚损· 枸杞子500克，干地黄（切）200克，天门冬200克。上3味，细捣，曝令干，以绢罗之，蜜和为丸，大如弹丸，日服2次。

·补虚，长肌肉，益颜色，肥健人· 枸杞子2千克，清酒2升，溺碎，更添酒浸7日，漉去滓，任情恢之。

·治肝虚或当风眼泪· 枸杞子400克。捣破，纳绢袋冲；置罐中，以酒1升浸干，密封勿泄气，存放21天。每日饮之，勿醉。

·治夏虚病· 枸杞子、五味子各200克。研细，滚水泡封3日，代茶饮。

·治疗妊娠呕吐· 枸杞子50克，黄芩5～10克，开水冲泡，温时频服，以愈为度。

·治疗阳痿，伴有眼目昏花、腰膝酸软等症· 枸杞子30～60克，白酒500毫升。将枸杞子浸泡15天后服用，每次10毫升，每日2次。

【选购保存】

选购枸杞子时，以粒大、肉厚、种子少、色红、质柔软者为佳。同时，在选购枸杞子时要特别注意，如果枸杞子的红色太过鲜亮，可能曾被硫黄熏过，品质可能已受到影响，吃起来也会有酸味，须避免。置阴凉干燥处，防闷热、防潮、防蛀。

参芪枸杞子猪肝汤

山药枸杞子小米粥

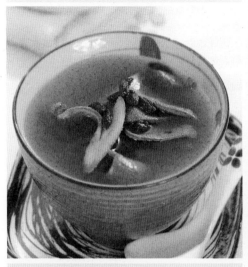

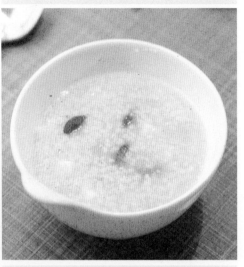

配方 〉 猪肝300克，党参10克，黄芪15克，枸杞子10克，盐2小匙

制作 〉

①猪肝洗净，切片。②党参、黄芪洗净，放入锅中，加6碗水以大火煮开，转小火熬高汤。③熬约20分钟，转中火，放入枸杞子煮约3分钟，放入猪肝片，待水沸腾，加盐调味即可。

养生功效 此汤可补气养血、养肝明目。对肝肾不足导致的两目昏花、白内障有食疗作用。

适合人群 气血亏虚者，病后、产后体虚者，产后缺乳者，肝肾不足两目昏花者，白内障患者，血虚头晕者，内脏下垂者，食欲不振者，乏力困倦者，表虚盗汗者。

不宜人群 感冒未愈者、内火旺盛者、高血压病患者、高脂血症患者、面部感染者。

配方 〉 山药、小米各50克，枸杞子5克

制作 〉

①将枸杞子、小米洗净。②山药去皮，洗净切小块。③将小米、山药、枸杞子、水放入锅中，大火烧开后，改小火熬半小时，关火即可。

养生功效 此粥可滋补肝肾、养血明目。对眼睛干涩、疲劳、视力下降、夜盲症、青光眼有食疗作用。

适合人群 肝肾不足视物昏花者，失眠者，妇女产后贫血、青光眼、白内障、夜盲症、肝病患者。

不宜人群 脾虚湿盛者、胆固醇高者、肝功能极度低下者、感冒患者。

牡丹皮　清泻肝火，消炎降压

　　牡丹皮为毛茛科植物牡丹的根皮。主产于安徽、四川、甘肃、陕西、湖北、湖南、山东、贵州等地。根含牡丹酚、牡丹酚苷、牡丹酚原苷、芍药苷。另外，含有0.15%～0.40%挥发油及植物固醇等。据研究，其所含牡丹酚及糖苷类成分均有抗炎作用；牡丹皮的甲醇提取物有抑制血小板的作用；牡丹酚有镇静、降温、解热、镇痛、解痉等中枢抑制作用及抗动脉粥样硬化、利尿、抗溃疡等作用。

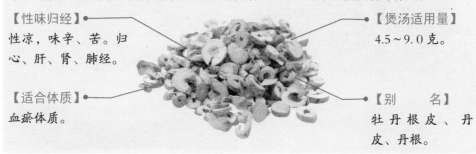

【性味归经】
性凉，味辛、苦。归心、肝、肾、肺经。

【适合体质】
血瘀体质。

【煲汤适用量】
4.5～9.0克。

【别　　名】
牡丹根皮、丹皮、丹根。

【功效主治】

　　牡丹皮具有清热凉血、活血消瘀等功效。主治热入血分、发斑、惊痫、吐血、便血、骨蒸劳热、闭经、症瘕、痈疡、风湿热痹、跌打损伤等症。

【应用指南】

·治瘟病后期，邪伏阴分证· 青蒿6克，鳖甲15克，细生地12克，知母6克，牡丹皮9克。上药以水5杯，煎取2杯，日服2次。

·治热入血分证，热伤血络证· 水牛角30克，生地黄24克，赤芍12克，牡丹皮9克。上4味药，以水600毫升，煎取200毫升，分3次服。

·治血虚劳倦、五心烦热、肢体疼痛、头目昏重、心忪颊赤、口燥咽干· 牡丹皮50克，干漆（炒）100克，苏木、蓬莪术（炮）、鬼箭各5克，甘草（半盐汤炙、半生）、当归、桂心、芍药、延胡索（炒）、陈皮（去白）、红花、乌药、没药（别研令细）各50克，上研为末，每服10克，水200毫升煎取140毫升，不拘时服。

·治妇人月水不利，或前或后，乍多乍少，手足烦热· 牡丹皮50克，苦参25克，川贝母（去心称）15克，上3味捣罗为末，炼蜜和剂捣熟丸如梧桐子大，每服20～30丸，空腹米饮下，日3服。

·治通经· 牡丹皮6～9克，仙鹤草、六月雪、槐花各9～12克，水煎冲黄酒、红糖经行时早晚空腹服，忌食酸、辣食品及芥菜。

【选购保存】

　　选购牡丹皮时，应以条粗长、皮厚、粉性足、香气浓、结晶状物多者为佳。置于干燥处保存。

牡丹皮杏仁茶

牡丹皮菊花茶

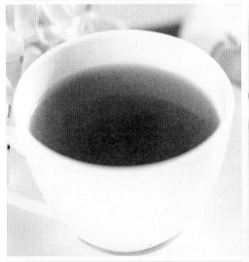

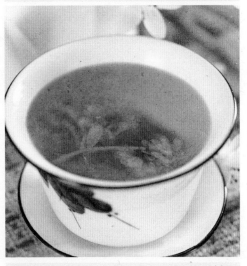

配方 牡丹皮9克，杏仁12克，枇杷叶10克，绿茶12克，红糖20克

制作

①将杏仁用清水洗净，晾干，碾碎备用。②牡丹皮、绿茶、枇杷叶分别用清水洗净，一起放入锅中，加入适量清水，煎汁，去渣。③最后入红糖溶化，倒入杯中即可饮服。

养生功效 本品可活血消瘀、止咳化痰、和胃止呕。对外感咳嗽、喘满、喉痹、肠燥便秘、经闭有食疗作用。

适合人群 热入营血者、高热舌绛者、发癍出血者、瘀血经闭者。

不宜人群 阴虚咳嗽者、大便溏泄者、血虚有寒者、月经过多者、孕妇、胃寒呕吐者、肺感风寒咳嗽者。

配方 金银花20克，牡丹皮9克，菊花、桑叶各9克，杏仁6克，芦根30克（鲜的加倍），蜂蜜适量

制作

①将金银花、牡丹皮、菊花、桑叶、杏仁、芦根用水略冲洗。②上药放入锅中用水煮，将汤盛出。③待凉后再加入蜂蜜即可。

养生功效 本品清热祛火、疏风散热、养肝明目。对口干，火旺，目涩，以及由风、寒、湿引起的肢体疼痛有食疗作用。

适合人群 肝火旺盛、头晕目眩、热入营血者，以及高血压、头痛、眼疾等症患者。

不宜人群 大便溏泄、血虚有寒、体质虚寒、胃寒者。

对症药膳，调理肝胆疾病

※不管是心脏的调理，还是肝脏和胆的调理，药膳的选用都需根据不同的症状，对症选膳。只有合理选择、科学搭配，才能让食材具有药性，同时，变"苦口良药"为"可口药膳"，为我们身体的健康保驾护航。

▶ 调理肝胆，药膳有讲究

中医讲究"药食同源"，药膳是最能体现这一理念的养生方式。药膳"寓医于食"，可以防病治病、强身健体。有疏肝、柔肝、补益胃阴等功效的中药，如五味子、板蓝根、连翘、大黄、何首乌、白术等对畏寒、发热、食欲减退、恶心疲乏、肝肿大及肝功能异常等患者来说较为适宜；有化痰祛湿、利水消肿等功效的中药，如薏米、山楂、菊花、决明子、枸杞子等对有疲乏、食欲不振、腹胀、嗳气、肝区胀满等症状的患者较为适宜；有清热、利湿、退黄等功效的中药，如茵陈蒿、鸡骨草、溪黄草、金钱草、茯苓等对皮肤、眼睛巩膜等组织发黄，尿、痰、泪液及汗液变黄，伴有腹胀、腹痛等症状的患者较为适宜；有清热利湿、疏肝利胆功效的中药，如鸡内金、金钱草、车前子、海金沙、玉米须、金银花、菊花，对胆绞痛、中上腹或右上腹剧烈疼痛、大汗淋漓、恶心呕吐等症状的胆囊炎、胆结石患者较为适宜。

▶ 关注肝胆疾病，饮食调养很重要

肝胆疾病是常见多发慢性疾病，包括各类肝炎、肝硬化、脂肪肝、胆囊炎、胆石症等。特别是肝炎，具有一定的传染性，部分乙型、丙型和丁型肝炎患者可演变成慢性肝炎，并可发展为肝硬化和原发性肝细胞癌，对人的健康危害很大，须引起关注。

肝胆疾病患者除了用药物治疗外，饮食调养对此类疾病患者身体的恢复有非常重要的作用。急性肝炎患者的饮食应该以清淡为主，适当补充B族维生素和维生素C。身目俱黄、恶心等症状明显的患者，饮食宜进清淡流质和软质食物，可用薏米、红豆、绿豆煮粥或熬汤食用，具有清热、利湿、健脾等作用，还有助于退黄。慢性肝炎患者宜进食高蛋白质、高维生素类食物，糖类摄取要适量，不可过多，以免发生脂肪肝。重型肝炎患者须尽可能减少饮食中的蛋白质，以控制肠内氨的来源。肝硬化患者的饮食除了应注意以上事项外，已经出现食管或胃底静脉曲张的患者，应避免进食生硬、粗纤维、煎炸及辛辣等刺激不易消化的食品，吃饭不宜过急过快。此外，肝炎患者应处于清洁安静的环境，室内空气处于良好的流通状态并保持适宜的温度和湿度，使病人能够安心休养。患有感冒的肝炎患者应避风，急黄者的病室应凉爽，老年肝病病人的病室室温宜稍高。

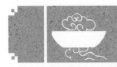

甲肝

甲肝是由甲型肝炎病毒引起的一种病毒性肝炎，主要是经粪口传播途径感染。临床上表现为急性起病，有畏寒、发热、食欲减退、恶心、疲乏、肝肿大及肝功能异常等症状。病毒性肝炎属于中医"黄疸""胁痛"范畴，认为是有湿热邪毒侵袭机体，脾失健运，熏蒸肝胆所致。中医治疗肝病，可结合疏肝、柔肝、益胃阴的药物进行治疗。常用的药材和食材有：五味子、板蓝根、连翘、大黄、何首乌、灵芝、白术、薏米、红花、西红柿、绿豆、猪腰、藕粉、鸭子、西芹等。饮食上宜食用鸭子、乳鸽、猪瘦肉、豆制品、蔬果等。忌肥肉、鹅肉、虾、蛋类、辣椒、胡椒、生姜等。日常保健上应切断传播途径，注意饮食、水源及粪便的处理，养成良好的卫生习惯。饭前便后勤洗手，共用餐具消毒，最好实行分餐。生食与熟食，切菜板、刀具与贮藏容器均应严格分开，防止污染。

对症药膳 【女贞子蒸带鱼】

| 配　方 | 女贞子20克，带鱼1条，姜10克

| 制　作 | ①将带鱼洗净，去除内脏及头鳃，切成段；姜洗净切丝；女贞子洗净备用。②将带鱼放入盘中，入蒸锅蒸熟。③下女贞子，再蒸20分钟，下入姜丝即可。

养生功效 此汤具有增强体质、抗病毒等功效。对于各型肝炎都有食疗作用。

对症药膳 【灵芝瘦肉汤】

| 配　方 | 黄芪、党参各15克，灵芝30克，瘦肉100克，生姜、葱、盐各适量

| 制　作 | ①将黄芪、党参、灵芝洗净；猪肉洗净，切块。②黄芪、党参、灵芝与猪肉、生姜一起入锅中，加适量水，小火炖至肉熟。③加入盐、葱调味即可。

养生功效 此汤有补气固表、保肝护肝、抗病毒功效。对甲肝患者有益处。

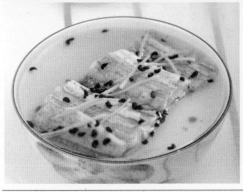
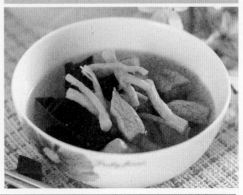

乙肝

　　乙肝是一种由乙型肝炎病毒引起的疾病，主要通过血液、母婴和性接触进行传播，症见面色晦暗或黝黑、食欲不振、恶心、厌油、腹胀等。继而出现黄疸，皮肤、小便发黄，右上腹肝区疼痛不适。部分患者手掌表面会出现充血性发红，皮肤出现蜘蛛痣。病毒性肝炎属于中医"黄疸""胁痛"范畴，认为是有湿热邪毒侵袭机体，脾失健运，熏蒸肝胆所致。中医治疗肝病，可结合疏肝、柔肝、益胃阴的药物进行治疗。常用的药材和食材有：枸杞子、茯苓、马齿苋、芡实、白术、板蓝根、薄荷、莲藕、鲫鱼、鳜鱼、豆腐、西红柿、荠菜、猪瘦肉、猕猴桃等。在饮食上，宜食用茯苓、马齿苋、芡实、薄荷、鲫鱼、豆制品、果仁类、瘦肉类等，忌肥肉、辣椒、茴香、腌制品、鹅肉等。同时忌贪杯，最好戒酒，体内酒精多对肝脏伤害很大；饮食要洁净，不吃生冷食物，要勤洗手。

对症药膳 【垂盆草粥】

| 配 方 | 垂盆草30克，冰糖15克，粳米30克

| 制 作 | ①粳米洗净，备用；垂盆草洗净，锅上火，加入适量清水，加入垂盆草，煎煮10分钟左右，捞出。②将煎取的药汁与粳米一同熬煮成稀粥。③最后加入冰糖调味即成。

养生功效 此汤具有利湿退黄、清热解毒等功效。对小儿病毒性肝炎、肝功能异常有辅助治疗作用。

对症药膳 【五味子降酶茶】

| 配 方 | 五味子5克，矿泉水适量

| 制 作 | ①五味子洗净，晾干，研成细末，倒入杯中，用适量矿泉水微微化开，呈浓稠药汁状，备用。②水烧沸，冲入杯中。③加盖闷10分钟左右即可，代茶频饮。

养生功效 本品具有益阴生津、降低转氨酶等功效。可用于传染性肝炎所致的转氨酶升高。

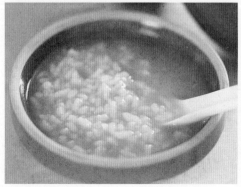

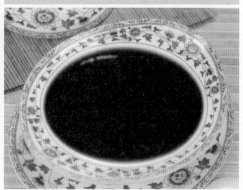

胆结石

　　胆结石主要是指发生在胆囊内的结石所引起的疾病，是一种常见病。本病多发于成年人，女性多于男性。胆结石在早期通常没有明显症状，有时可伴有轻微不适，常被误认为是胃病。当胆结石发生嵌顿时可出现胆绞痛，中上腹或右上腹剧烈疼痛、大汗淋漓、恶心呕吐，甚至出现黄疸和高热。胆结石属中医"胆胀""胁痛""黄疸"等病症范畴，认为主要由情志失调、饮食不节、外感湿热及体虚久病、劳欲过度等引起。治疗应以清热利湿、疏肝利胆为主。常用的药材和食材有：鸡内金、金钱草、车前子、海金沙、玉米须、菊花、山楂、萝卜、冬瓜、芹菜、瘦肉、鱼类等。饮食上宜食用植物油、豆浆、绿色蔬菜、水果等。忌蛋黄、动物内脏、鹅肉、辣椒、菠菜、豆腐等。有胆结石高危因素的人群应按三餐规律，合理搭配，多进食高纤维饮食，减少高热量食物的摄入，适当增加运动。

对症药膳 【洋葱炖乳鸽】

|配　方|海金沙、鸡内金各10克，乳鸽500克，洋葱250克，姜、白糖、盐、高汤、味精、食用油、酱油各适量

|制　作|①乳鸽处理干净，剁块；洋葱洗净，切角状；海金沙、鸡内金洗净；姜切片。②锅烧热放油，下洋葱片爆炒。③下乳鸽，加入高汤，小火炖20分钟，放白糖、盐、味精、酱油调味即可。

养生功效 此汤具有利胆除湿、固本扶正等作用，适合胆结石、胆囊炎患者食用。

对症药膳 【玉米须煲蚌肉】

|配　方|玉米须50克，蚌肉150克，生姜15克，盐适量

|制　作|①蚌肉及玉米须洗净；生姜洗净，切片。②蚌肉、生姜和玉米须一同放入砂锅中，加入适量清水，小火炖煮1小时。③加盐调味即成，饮汤吃肉。

养生功效 此汤具有清热利胆、利尿消肿等功效，适合胆结石、黄疸、小便不利等患者食用。

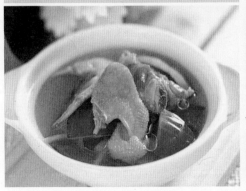

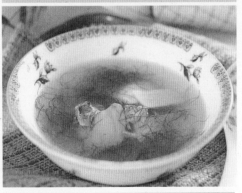

脂肪肝

脂肪肝，是由于各种原因引起的肝细胞内脂肪堆积过多的病变。轻度脂肪肝患者多无自觉症状，仅有轻度的疲乏。中度脂肪肝患者有疲乏、食欲不振、腹胀、嗳气、肝区胀满等感觉。脂肪肝属于中医"胁痛""积聚"等病症范畴，认为病因有内因和外因之分，外因为饮酒过度、过食肥甘厚味，内因为肝失疏泄、脾失健运、水谷不化，久聚成瘀。治疗应以化痰祛湿为主。常用的药材和食材有：山楂、荷叶、薏米、决明子、枸杞子、海带、玉米、大蒜、燕麦、苹果、牛奶、洋葱、甘薯、胡萝卜等。饮食上宜食用植物油和燕麦、小米等粗粮，鱼、虾及菜花等绿色蔬菜。忌动物内脏、鸡皮、肥肉、鱼子、煎炸食品等高脂食物及酒、烟等。日常保健上，脂肪肝患者应提高摄入蛋白质的质与量，蛋白质供给量每日为110~115克；控制糖类的摄入；补充足够的维生素、矿物质及膳食纤维。

【冬瓜豆腐汤】

|配 方| 泽泻15克，冬瓜200克，豆腐100克，虾米50克，盐少许，香油3毫升，味精3克，高汤适量

|制 作| ①将冬瓜去皮瓤，洗净切片；虾米用温水浸泡洗净；豆腐洗净，切片；泽泻洗净，备用。②净锅上火倒入高汤，调入盐、味精。③加入冬瓜、泽泻、豆腐、虾米煲至熟，淋入香油即可。

养生功效 此汤具有利水、渗湿、泄热等功效。对脂肪肝、高脂血症、肥胖症均有一定的疗效。

【柴胡白菜汤】

|配 方| 柴胡15克，白菜200克，盐、味精、香油各适量

|制 作| ①将白菜洗净，掰开；柴胡洗净，备用。②在锅中加水，放入白菜、柴胡，用小火煮10分钟。③出锅时放入盐、味精，淋上香油即可。

养生功效 此汤具有和解表里、疏肝理气、降低脂肪等功效，可辅助治疗脂肪肝、抑郁症等。

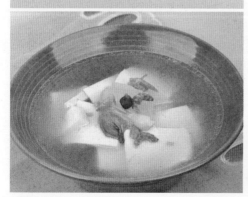

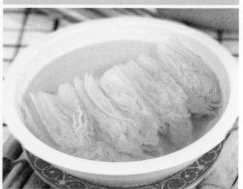

肝硬化，是由于多种有害因素长期反复作用于肝脏，导致肝组织弥漫性纤维化，以假小叶生成和再生结节形成为特征的慢性肝病。易发人群为35～48岁，长期酗酒、患有病毒性肝炎、有营养障碍者。中医学没有"肝硬化"这个名称，按其不同的病理阶段和主要临床表现，属于"积聚""膨胀"等病症范畴，治疗应以疏肝解郁、健脾养血、滋肾柔肝为主。常用的药材和食材有：柴胡、枳壳、苍术、半边莲、车前子、黄芪、茯苓、桂枝、三棱、鲫鱼、甲鱼、莲子、乌鸡、兔肉、绿豆、鳜鱼、荠菜、莲藕、苦菜等。饮食上宜食用山药、莲子、虫草、海带、丝瓜、鲫鱼、兔肉、西瓜等。忌动物油、动物内脏、肥肉类、煎炸食物、烟酒等。同时，还应摄入低盐、适度蛋白质、低脂肪的饮食；进食富含维生素的食物，选择易于消化的细软食物；避免暴饮暴食，避免饥饿，戒烟戒酒。

【黄芪蛤蜊汤】

| 配 方 | 黄芪15克，茯苓10克，蛤蜊500克，粉丝20克，辣椒2个，姜片10克，冲菜20克，盐4克，食用油适量

| 制 作 | ①粉丝泡发；冲菜洗净，切丝；辣椒洗净，切细条；黄芪、茯苓、蛤蜊洗净。②蛤蜊加水煮熟，沥干。③起油锅，爆香姜片、辣椒、冲菜，放入清水、蛤蜊、粉丝、黄芪、茯苓，加盐煮至粉丝软熟、蛤蜊入味即可。

养生功效 此汤具有益气健脾、化气行水等功效。可辅助治疗肝硬化。

【萝卜丝鲫鱼汤】

| 配 方 | 鲫鱼1条，萝卜200克，枝莲30克、盐、香油、味精、葱花、葱段、姜片、食用油各适量

| 制 作 | ①鲫鱼洗净；萝卜去皮，洗净，切丝；半枝莲洗净，装入纱布袋中，扎紧袋口。②起油锅，将葱段、姜片炝香，下萝卜丝、鲫鱼、药袋，煮至熟。③捞起药袋丢弃，调入盐、味精，撒上葱花，淋入香油即可。

养生功效 此汤具有利尿通淋、利肝消肿、除腹腔积液等功效，适合肝硬化腹腔积液、肝癌患者食用。

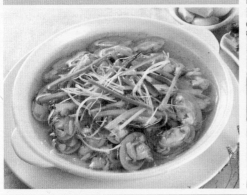

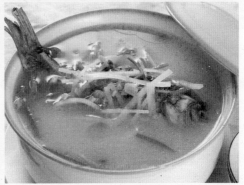

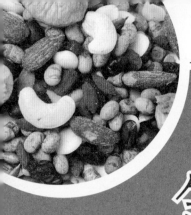

第四章

药膳调养脾胃，爱护人体内的"粮食局长"

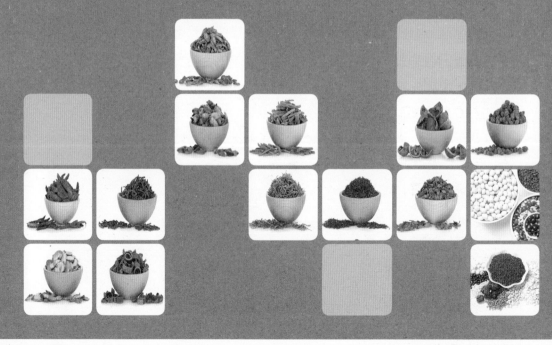

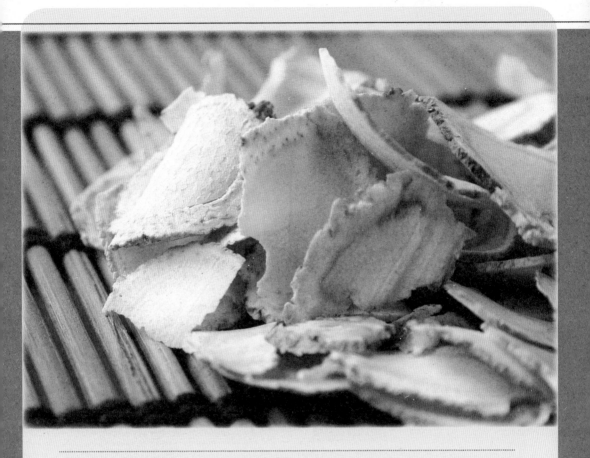

　　《黄帝内经》中记载："脾胃者，仓廪之官，五味出焉。"将脾胃的受纳运化功能比作仓廪，也就是人体内的"粮食局长"，身体所需的一切物质都归其调拨，可以摄入食物，并输出精微营养物质以供全身之用。如果脾胃气机受阻，脾胃运化失常，那么五脏六腑无以充养，精气神就会日渐衰弱。脾胃是消化食物的器官，由于它们的作用，人体才能得以益气生血，胃气和则后天营养自有来源，脾气健则水谷精微得以输布。因此，调理脾胃，滋养后天，是人们保持身体健康的根本。而利用药膳来调理脾胃，则是最安全、最有效，亦是最让人舒适的方法。

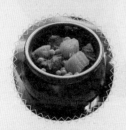 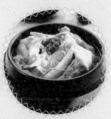 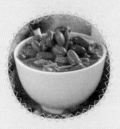 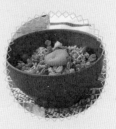

《黄帝内经》中的脾胃养生

※俗话说："民以食为天。"但这句话并不是什么情况下都适用，若胃口不好，再美味的食物，也食之无味。脾胃的好坏不仅影响人们的食欲，还关乎人们的"面子"。都说胃是人体的第二张脸，它时时刻刻都反映着人们的情绪变化。只有脾胃好，身体才会好。

▶ 脾胃有怎样的重要性

脾胃在人体中的地位非常重要。有人说脾胃是人体能量之源头，和家里的电一样重要。此话不假，脾胃管着能量的吸收和分配，脾胃不好，人体电能就缺乏，电压低，很多费电的器官都要省电，导致代谢减慢，工作效率降低或干脆临时停工。五脏六腑不能好好工作，短期还可以用蓄电池的能源——透支肝火，长期下去就不够用了，疾病就来了。由此看来，养好后天的脾胃"发电厂"是多么重要。

▶ 认识脾的生理功能

脾位于中焦，在腹腔上部，在膈之下。脾的主要生理功能包括：

1.脾主运化

一是运化水谷的精微。饮食入胃，经过胃的腐熟后，由脾来消化吸收，将其精微部分通过经络上输于肺，再由心肺输送到全身，以供各个组织器官的需要。二是运化水液。水液入胃，也是通过脾的运化功能而输布全身的。若脾运化水谷精微的功能失常，则气血的化源不足，易出现身体消瘦、四肢倦怠、腹胀便溏，甚至引起气血衰弱等症。若脾运化水液的功能失常，可导致水液潴留、聚湿成饮、湿聚生痰或水肿等症。

2.脾主升清

脾主升清是指脾主运化，将水谷精微向上输送至心肺、头目，营养机体上部组织器官，并通过心肺的作用化生气血，以营养全身。

3.脾主统血

所谓脾主统血，是指脾有统摄（或控制）血液在脉中运行而不致溢出脉外的功能。其实质源于脾的运化功能，机制在于脾主运化、脾为气血生化之源。脾气健运，则机体气血充足，气对血液的固摄作用也正常。

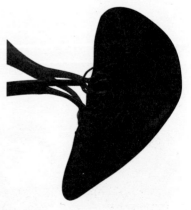

★脾主运化，主升清，主统血

▶ 认识胃的生理功能

"胃者，水谷之海，六腑之源也"，这是我们祖先对胃的生理功能的总结。现代医学研究发现，胃具有接收、贮存、分泌、消化、运送等多种功能。

1.接受功能

食物经口腔、食管而进入胃内。如果胃的贲门部有功能障碍，食物可能难以顺利进入胃。

2.贮存功能

胃的最大容积可达3000毫升。当我们进食的食物进入胃内，胃壁会随之扩展，以适应容纳食物的需要，这种功能就是胃的贮存功能。同时，胃壁还具有顺应性，使胃内的压力与腹腔内的压力相等，当胃内容量增加到1500毫升以上时，胃腔内的压力和胃壁的张力才有轻度增高。此时，人就会感觉到已基本"吃饱"了。

3.初步消化功能

胃壁能分泌胃酸和胃蛋白酶，在两者的共同作用下能使食物中的蛋白质初步分解消化，而且还能杀灭食物中的细菌等微生物。

4.运送及排空功能

食物进入胃内可刺激胃蠕动，胃蠕动起始于胃体以上，逐渐向幽门方向蠕动。一般进食后早期蠕动较弱，1小时之后按每分钟3次的频率蠕动。胃蠕动能使食物与胃液充分混合，使食物形成半液体状的食糜。食糜进入胃窦时，胃窦起排空作用，将食糜排入十二指肠，由此完成胃的最后一项工作。胃窦部之所以能将食物排入十二指肠，是因为窦部肌肉比较厚，收缩力强，蠕动速度快，所形成的压力比十二指肠球部高。

▶ 日常生活中的六大养脾护胃法

中医认为："脾胃内伤，百病由生。"脾胃为后天之本，气血生化之源，关系到人体的健康，以及生命的存亡。内伤脾胃，就容易感受外邪，招致百病。所以，中医十分强调脾胃对人体的重要作用，认为养生要以固护脾胃为主。怎么养护脾胃呢？

1.多吃甘味和黄色食物养脾

《黄帝内经》说："甘入脾。"甘味食物能补脾。因为甘味属土，土应四季之气。所以，无论哪个季节，都要以吃甘味食物为主。

特别是春天，更要多吃。这是因为春天是生发的季节，生长需要能量，甘味食品最能补气血。而且春天肝气旺，木克土，容易伤脾，

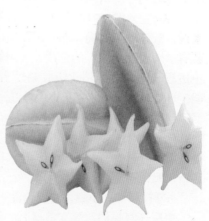

★黄色入脾，多吃些黄色食物，如南瓜、杨桃等可以补脾健脾

甘味是脾的正味，能补脾。

甘味的食物有补中益气、调和脾胃等作用。春吃甘，并不是说就吃甜味的东西，比如吃甜食，这是不对的。甘味的东西包括两种：一种是甜，一种是淡。淡味，即没什么味道的东西，比如说米、面这些主食。性温味甘的食物主要有谷类，如糯米、玉米、黑米、高粱、黍米、燕麦；豆类，如刀豆、扁豆；肉类，如牛肉、猪肚；水产海鲜类，如鲫鱼、花鲤、鲈鱼、草鱼、黄鳝、虾；还有坚果类、蔬果等。人体从这些食物中吸取丰富的营养素，可使脾脏强健。

此外，《黄帝内经》说："黄色入脾。"除了多吃甘味食物外，还应多吃些黄色食物，如南瓜、木瓜、芒果、橘子、杨桃等，以补脾健脾。

需要注意的是，甘味食物中，淡味或是微甜的食物是我们应该常吃的。适当的甘味补脾，但过甜则太腻，反而阻滞脾的功能。孩子的脾比较弱，需要吃甘味的东西补一下，但千万不能多吃甜食，吃多了反而伤脾。孩子应该多吃米饭、面条、粗粮，这些才是真正养脾、养身体的。

2.听音乐进餐有利于保养脾胃

近日，美国的一项研究表明，伴随着优雅的音乐进餐，不但会使胃口大增，还有利于保养脾胃。

负责此项研究的专家称，音乐之所以能增强胃口，是因为神经高位中的大脑边缘系统和脑干网状结构对人体内脏的功能起着主要的调节作用，而音乐对这些神经结构能产生直接影响，优美的音乐能促进唾液分泌，并让胃的蠕动变得有规律。

"音乐具有促进消化、调理情绪等多种保健功能，人们早已认识到，但利用这一优势的人却

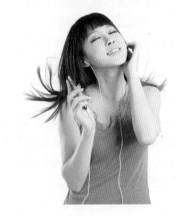

★音乐可调节情绪，对消化功能有积极的促进作用

不多，现在MP3、MP4等电子设备的普及及携带方便，伴着音乐吃快餐对于上班族来说，既健康又时尚。"据国内医生介绍，我国现存最早的医学典籍《黄帝内经》就有"脾在声为歌"的记载；《周礼》亦谓："乐以侑食，盖脾好间声丝竹尔。"中医理论把食物的消化吸收归结为脾胃的运化功能，音乐既然有助于增强脾胃功能，自然对消化功能有积极的促进作用。

当然，要注意对音乐的选择，最好听一些节奏舒缓的钢琴曲或轻音乐，如古典音乐《蓝色的多瑙河》《月光》等，以及我国民族音乐里的《茉莉花》《梁祝》等。而不宜选择打击乐、摇滚乐，因其节奏明快、铿锵有力，会使心跳加快、情绪亢奋，而影响食欲，有碍消化。

3.常按腹部和小腿，健脾和胃

中医一直提倡"腹宜常揉"的保健方法，按揉腹部有助于健脾和胃。在人体腹部，有多条经络通过，而肚脐更是人体精气比较集中的地方，对调整人体气血、改善脏腑功能都有好处。长期坚持按摩腹部，可以加强体内气血的运行，增加胃肠蠕

动、增强脾胃功能。

具体的操作方法是：

平躺在床上，两手重叠，右手掌心贴在肚脐上，左手掌心贴于右手的手背，两手均匀用力，由脐向腹部四周逐渐扩大揉至全腹，再从腹部四周揉动逐渐缩小范围至脐部，如此循环往复50圈。按摩时，逆时针为补，顺时针为泻。脾胃虚弱的入要逆时针按摩，起到强健脾胃的作用；食积、腹部胀满的人要顺时针按摩，起到促进消化的作用。

4.适度运动强化肠胃功能

运动可以通过改善腹腔血液循环，帮助消化，缓解炎症进程，从而达到增强脾胃功能、促进其康复的效果。可运动的种类如此多，什么样的运动比较适合健脾保胃呢？这里给大家推荐几个健脾保胃的锻炼方法。

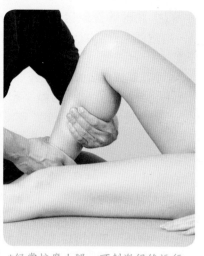

★经常按摩小腿，可刺激经络运行，起到健脾养胃的作用

（1）扭腰。

扭腰锻炼不仅有健胃的功效，而且对便秘、腰部痛、失眠也有很好的疗效。

具体做法：

站立，双脚分开与肩同宽，放松上身；两手打开平举，左手掐腰，右臂上举，身体向左侧弯曲至最大限度，双足不可移动；然后换边练习，方法同上。左右共转腰60次，以后逐渐达到300次。

注意：高血压患者、头晕者要慢转，防止跌倒。

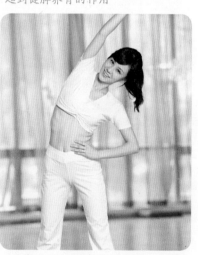

★经常进行扭腰等运动，可以改善腹腔血液循环，增强脾胃功能

（2）仰卧起坐。

仰卧起坐能使腹肌力量增强。

具体做法：

首先仰卧于床上，两臂平伸，下肢不动，依靠腹肌的收缩力量坐起，然后躺下，反复进行，每天做2～3次，每次10分钟左右。

注意：为了不影响消化，饭后40分钟内不宜进行此锻炼。

（3）托腹。

托腹能对五脏六腑起到调理作用，是防治胃肠疾病和习惯性便秘的好方法。

具体做法：

全身放松，两手叠在一起，手心在上，身下沉；两手托住小腹不动，两腿膝盖上下颤动200～300次，颤动的速度不快不慢。眼微闭，意守丹田。

以上几种养胃的运动只能达到一种辅助疗效，最重要的是在日常生活中要有良好的生活习惯。

5. 小儿脾胃虚弱的调理法

小儿脾虚证在临床中越来越多，"脾主运化"，因为脾功能虚弱，小儿表现出面色萎黄无华、体倦乏力、形体偏瘦、厌食或拒食，或稍微多食，大便中即有不消化的食物残渣、大便多不成形、易出汗、平时易反复感冒等症状。

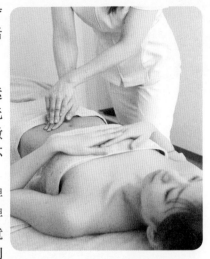

对于脾胃虚弱的儿童，首先要喂养得当。脾胃虚弱的孩子不宜进食过多食物，避免增加其脾胃消化、吸收、利用的负担。孩子如果不吃，就不要强迫他吃，能吃多少算多少，避免伤食，同时要给孩子多喂水。

*揉腹能对五脏六腑起到调理作用

其次，要挑选营养价值较高、容易吸收的食物，有助于补充小儿营养。在加辅食时，脾胃虚弱的孩子要比一般孩子晚加半个月左右，要先加米汤、米粥，再加米粉，然后再加蛋黄或其他辅食。水果不要早加，对于便秘的一周岁以内的孩子，尤其注意不要加香蕉和蜂蜜水，以免加重病情。腹泻的孩子要少加果泥及果汁等。

此外，在环境允许的情况下，可以增加孩子的活动量，以促进脾胃蠕动，增强小儿对营养的吸收。

6. 年老脾胃虚弱的调理法

人到老年，消化液减少、机械性消化功能减弱，很容易造成消化不良、脾胃虚弱。因此，老年人在养生方面，一定要注意日常饮食。

（1）节制饮食，不偏食。

老年人由于脾胃虚弱，故食物消化较为困难，吃完饭后常有饱胀的感觉。因此，老年人每餐应以七八分饱为宜，尤其是晚餐要少吃。为平衡吸收营养，保持身体健康，各种食物都要吃一点，如有可能，每天的主副食品应保持10种左右。

（2）饮食宜清淡、宜慢。

朱丹溪在《茹淡论》中说："胃为水谷之海，清和则能受；脾为消化之器，清和则能运。"又说"五味之过，损伤阴气，饕餮厚味，化火生痰"，是"致疾伐命之毒"。所以，老年人的饮食应该以清淡为主，要细嚼慢咽，这是老年人养生的措施之一。有些老年人口味重，殊不知，盐吃多了会给心脏、肾脏增加负担，易引起血压增高。为了健康，老年人

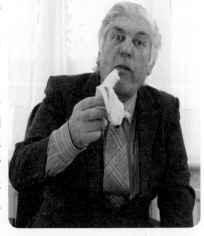

*老年人应节制饮食，不偏食

一般每天吃盐应以6克为宜。另外，进食过快也对健康不利。细嚼慢咽可以减轻胃肠负担、促进消化，而且吃得慢些也容易产生饱腹感，防止进食过多影响身体健康。

（3）饭菜要烂、要热。

老年人的生理特点是脏器功能衰退，消化液和消化酶分泌量减少，胃肠消化功能降低。故补益不宜太多，多则影响消化、吸收的功能。另外，老年人牙齿常有松动和脱落，咀嚼肌变弱，因此要特别注意照顾脾胃，饭菜要做得软一些、烂一些。老年人对寒冷的抵抗力差，如吃冷食可引起胃壁血管收缩，供血减少，并反射性引起其他内脏血液循环量减少，不利于健康。因此，老年人的饮食应稍热一些，以适合进食为宜。

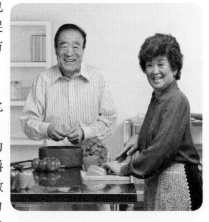

★老年人饮食宜清淡、宜细嚼慢咽

（4）多吃蔬菜、水果。

新鲜蔬菜是老年人健康的朋友，它们不仅含有丰富的维生素C和矿物质，还有较多的纤维素，对保护心血管和防癌、防便秘有重要作用，每天的蔬菜摄入量应不少于250克。另外，各种水果含有丰富的水溶性维生素和微量元素，这些营养成分对于维持体液的酸碱度平衡有很大的作用。为保持健康，老年人在每餐后应吃些水果。

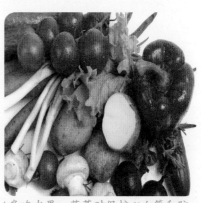

★多吃水果、蔬菜对保护心血管和防癌防便秘有重要作用

▶ 提防现代生活方式中的"伤脾损胃元素"

日常生活中，有许多不良的习惯和生活方式会在无形中损害我们的脾胃，如暴饮暴食、过量食用寒凉食品、饮食不洁、思虑过度、劳逸过度、偏食等，都会对我们的脾胃造成一定的伤害。因此，要想好好养护自己的脾胃，必须要提防生活中的"伤脾胃元素"。

1.暴饮暴食

"饮食自倍，肠胃乃伤。"我们的脾胃有两个功能——胃纳和脾化。所谓"胃纳"，即胃主受纳，以摄取水谷食物之意；脾化，即脾主运化。正因这种特殊的功能，脾胃将饮食消化吸收，化生气血精微物质，输送到脏腑、组织、器官，以供它们活动之需。暴饮暴食者摄入的营养超过了身体正常的需要，出现脂肪堆积，久之则气衰，痰湿内生，阻滞气血，遏伤阳气，导致肾阳虚；另一方面，还会损伤脾胃，造成肾中积热，消谷耗液，致使五脏之阴液失其滋养，出现肾阴虚诸症。

2.过量食用寒凉食品

盛夏炎热，人们只注意防暑降温，全然不考虑自身的承受能力，尤其是小孩，吃雪糕、冰淇淋等各种寒凉食品，好像吃"家常便饭"一样；大人们也常常将冰镇啤酒、冰镇西瓜等作为"美味佳肴"，殊不知，这些寒凉食品会严重损害我们的脾胃。虽然脾胃有"运水化湿"的功能，但时间一长，加班加点地工作，即使是机器也会失灵。要知道，寒凉不仅伤脾，也能败胃。脾胃一败，饮食得不到消化，不仅胃寒恶心、脘腹胀满、纳食不香，而且摄入的营养物质得不到输送，于是会出现贫血、头晕、心悸、失眠、水肿、腹泻、咳嗽、痰白等诸多病症。

3.饮食不洁、思虑过度

饮食不洁，误食毒物，尤易伤害脾胃。许多肠道疾病，如"菌痢""肠炎""腹泻""食物中毒"等，大多是因为饮食不洁，伤害了脾胃所导致的病症。因此，早在汉代张仲景著《金匮要略》一书中，就专设"禽兽鱼虫禁忌""果实菜谷禁忌"等篇以警戒世人，并明确指出："凡饮食滋味以养于生，食时有妨，反能为害。"此外，情志太过或不及，也能伤害脾胃。有的人稍遇挫折，就想不通，殊不知，"思则气结""思伤脾""苦思难解，则伤脾胃"。脾胃一伤，气血功能紊乱，气机升降失调，就会常常发生腹胀纳呆、食少呕泄等病。

4.劳逸过度

做任何事情都要有一个限度，过度劳累会损伤脾胃之气。随着生活水平的提高，人们的娱乐活动也越发丰富多彩，娱乐活动适量进行可以舒缓压力，但当毫无节制、通宵达旦地进行时，就会让人劳神耗气、神疲乏力、四肢倦怠、食欲不振。其实，前人早就提醒过："劳则耗气""劳倦伤脾""劳役过度，则耗损元气"。与劳相反，过"逸"也可损伤脾胃之气。过度安逸，完全不参加劳动和体育锻炼，会使气血运行不畅，脾胃功能呆滞，食少乏力，精神萎靡。所谓"久卧伤气""久坐伤肉"，说的就是这个道理。若注意劳逸结合，脾胃之气自然充旺，疾病自然就会远离你。

5.偏食

俗话说"食不厌杂，饮食以养胃气"。五味偏嗜过度，亦可损伤脾胃。《黄帝内经》中说："五味入胃，各归其所喜，酸先入肝，苦先入心，甘先入脾，辛先入肺，咸先入肾。"现在的很多孩子，由于家长溺爱，饮食随意，垃圾食品早也吃、晚也吃，小小年纪，或体形肥胖，或骨瘦如柴，或发生贫血现象。不仅小孩是这样，有些成年人也是，天天如此，脾胃哪能不差！

本草药膳补益脾胃

※脾素被称为"后天之本""气血生化之源"，其运化功能直接关系到人体的整个生命活动。胃是人体的加油站，人体的健康及需要的能量都来源于胃的摄取。因此，只有好好爱护你的脾胃，才能拥有健康的身体！

▶ 本草帮你护脾胃

脾既为"后天之本"，说明其在防病与养生方面有着重要的意义。胃又被称为"太仓""水谷之海""水谷气血之海"，其生理作用主要是：主受纳、腐熟水谷，即胃能接受食物，又能将食物做初步的消化，运送到人体的下一个器官。中医藏象学以脾升胃降来概括机体整个消化系统的生理功能。中医学上还讲，胃主通降，以降为和。胃的通降作用指的是胃能将在机体中腐熟后的食物推入小肠做进一步消化；胃的通降是降浊，降浊是其收纳功能的前提条件。总体上来讲，胃是一个接纳外部又衔接内部器官的场所，如果胃的通降作用丧失，不仅人的食欲会受到影响，而且会导致浊气上升而发生口臭、脘腹闷胀、大便秘结。古代医家皆认为"百病皆有脾衰而生也"，所以，日常生活中，尤其要注重保养脾胃，注意饮食营养，要忌口。

中医学认为"脾主肌肉""脾主四肢"，人的脾胃是人的体力产生的直接动力，如果脾不运化水谷、水液，就会导致人体营养缺乏、四肢无力、肌肉疲软，所以能够补脾、健脾、养胃的食物皆可增加力气。

▶ 健脾胃常用药材食材

日常生活中，用于健脾胃的药材和食材有：黄芪、山药、党参、太子参、肉豆蔻、佛手、砂仁、陈皮、白术、高良姜、鸡内金、山楂、薏米、猪肚、牛肉、鲫鱼、糯米、花生、玉米、南瓜。食用这些食材与药材，可以有效地改善脾胃功能。而这些食材、药材又可以互相组合做出各种具有健脾益胃功效的药膳。另外，胃喜燥恶寒，因此冷饮必须要少吃；对胃有好处的食物多以温热为主，吃热食是养胃的好习惯。脾胃的养护除了要注重饮食的选择外，饮食习惯也非常重要。例如，吃饭不要吃得太饱，七八分饱已足够；吃饭不宜过快，要细嚼慢咽；少食多餐等。这对养护脾胃都有很好的帮助。

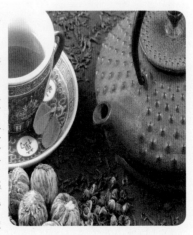

黄芪

补气升阳，益卫固表

黄芪为豆科植物膜荚黄芪或蒙古黄芪的干燥根。主产内蒙古、山西、河北、吉林、黑龙江等地，现广为栽培。黄芪富含多种氨基酸、胆碱、甜菜碱、苦味素、黏液质、钾、钙、钠、镁、铜、硒、蔗糖、葡萄糖醛酸、叶酸等成分。黄芪是最佳的补中益气之药。

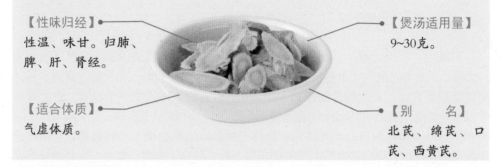

【性味归经】
性温、味甘。归肺、脾、肝、肾经。

【适合体质】
气虚体质。

【煲汤适用量】
9~30克。

【别　　名】
北芪、绵芪、口芪、西黄芪。

【功效主治】

黄芪具有补气固表、利尿托毒、排脓敛疮、生肌等功效。药理实验也证明，黄芪有轻微的利尿作用，可保护肝脏、调节内分泌。主治气虚乏力，食少便溏，中气下陷，久泻脱肛，便血崩漏，表虚自汗，痈疽难溃，久溃不敛，血虚萎黄，内热消渴等。适用于慢性衰弱，尤其表现有中气虚弱的病人，用于中气下陷所致的脱肛、子宫脱垂、内脏下垂、崩漏带下等病症。

【应用指南】

- **治小便不通** 黄芪10克，水400毫升，煎至200毫升，温服，小儿减半。
- **治气虚白浊** 黄芪盐炒25克，茯苓50克制成末，每次5克。
- **治小便尿血** 黄芪、人参等份制成末，用大萝卜3个，切如指厚，蜂蜜100克拌炙令干，勿使焦糊，蘸末吃，再用盐水送下。
- **治胎动不安** 黄芪、川芎各50克，糯米100克，水1升，煎至500毫升，分2次服。腹痛，下黄汁。
- **治咳血** 黄芪200克、甘草50克制成末，每服10克。
- **急性肾小球肾炎** 黄芪30克，沸水冲泡当茶饮，1日1剂，20天为1个疗程。
- **银屑病** 黄芪、当归、生地、白蒺藜各30克。水煎2次，早晚分服。

【选购保存】

黄芪以根条粗长、皱纹少、质坚而绵、粉性足、味甜者为佳，根条细小、质较松、粉性小及顶端空心大者次之。应放在通风干燥处保存，以防潮湿、防虫蛀。

黄芪牛肉汤

黄芪灵芝猪蹄汤

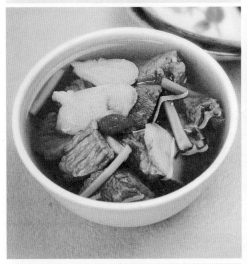

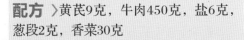

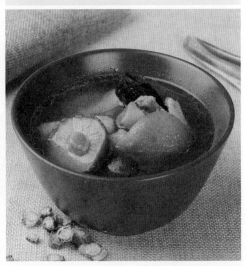

配方 〉黄芪9克，牛肉450克，盐6克，葱段2克，香菜30克

制作 〉

①将牛肉洗净，切块，汆水；香菜择洗净，切段；黄芪用温水洗净，备用。②净锅上火倒入水，下入牛肉、黄芪煲至熟。③然后撒入葱段、香菜、盐调味即可食用。

养生功效 此汤具有益气固表、敛汗固脱等功效。

适合人群 气血不足、气短乏力、久泻脱肛、便血崩漏、表虚自汗、血虚萎黄、内热消渴等患者。

不宜人群 急性病、热毒疮疡、食滞胸闷者，内热者，皮肤病、肝病、肾病患者不宜食用。

配方 〉1/2 包黄芪灵芝猪蹄汤汤料包（黄芪、灵芝、葛根、丹参、北沙参、小香菇），猪蹄 200 克，姜片少许，料酒 5 毫升，盐 2 克

制作 〉

①将黄芪、丹参装进隔渣袋里，放入清水碗中，加入灵芝、葛根、北沙参一同泡发 10 分钟；香菇单独泡发 30 分钟。②沸水锅中倒入猪蹄，加入料酒，汆水。③砂锅注入1000毫升清水，倒入猪蹄，隔渣袋，泡好的香菇、灵芝、葛根、北沙参。④加盖，煮 120 分钟，加盐调味即可。

养生功效 此汤具有益气固表、强身健体等功效。

适合人群 营养不良、体虚乏力、贫血头晕者，胃病患者。

不宜人群 重症肝炎晚期、肝功能极度低下、感冒患者。

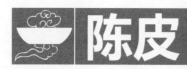

陈皮

理气调中，燥湿化痰

陈皮为芸香科植物橘的果皮。全国各产橘区均产。它含橙皮苷、川陈皮素、柠檬烯、α-蒎烯、β-蒎烯、β-水芹烯等成分。陈皮是镇咳化痰的良药。

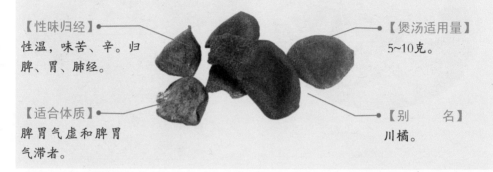

【性味归经】
性温，味苦、辛。归脾、胃、肺经。

【适合体质】
脾胃气虚和脾胃气滞者。

【煲汤适用量】
5~10克。

【别　　名】
川橘。

【功效主治】

　　陈皮具有理气健脾、燥湿化痰等功效。主要用于治疗脾胃气滞之脘腹胀满或疼痛、消化不良，湿浊阻中之胸闷腹胀、纳呆便溏；痰湿壅肺之咳嗽、气喘等病症。陈皮具有促进胃排空和抑制胃肠蠕动等作用，其所含的挥发油对胃肠道有温和的刺激作用，能促进胃液的正常分泌，有助于消化。陈皮还具有一定的利胆、排石作用。此外，还能增强心肌收缩力、扩张冠状动脉、升高血压、抗休克。陈皮挥发油能抗过敏、松弛气管平滑肌，对过敏性哮喘有一定的疗效。

【应用指南】

·治婴儿吐乳· 用人乳200毫升，加入丁香10枚，去白陈皮3克，放在石器中煎后喂下。

·治老人便秘· 黄芪、陈皮去白各25克，研为末，每次服用3克，用大麻子100克，研烂，以水滤浆，煎到有白乳时，加入白蜜1匙，再煎至沸腾，调药空心服，情况严重的也不过2服即愈。

·治伤寒腹胀· 此为阴阳不和所致。桔梗、半夏、陈皮各9克，干姜5片，水60毫升，煎为30毫升，服用即可。

·治突发性心痛· 如果在旅途中，用药不便，只要用陈皮去白后煎水喝，就可缓解。

【选购保存】

　　陈皮以选择完整、干燥的为宜。置于通风干燥处保存。

养生药膳 绿豆陈皮排骨汤

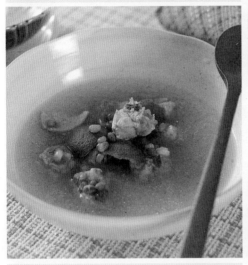

配方 陈皮10克，绿豆60克，排骨250克，盐少许，生抽适量

制作

①绿豆除去杂质和坏豆子，清洗干净，备用。②排骨洗净斩件，汆水；陈皮浸软，刮去瓤，洗净。③锅中加适量水，放入陈皮先煲开，再将排骨、绿豆放入煮10分钟，改小火煲3小时，最后加入盐、生抽调味即可食用。

养生功效 此汤具有开胃消食、降压降脂等功效。

适合人群 食欲不振、湿热有痰者。

不宜人群 脾胃虚弱、肾气不足、易腹泻者，体质虚弱和正在吃中药者，气虚、阴虚所致燥咳者、吐血症患者。

养生药膳 陈皮鸽子汤

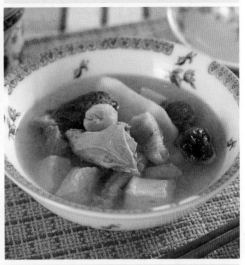

配方 陈皮10克，山药30克，干贝15克，鸽子1只，瘦肉150克，蜜枣3枚，盐适量

制作

①陈皮、山药、干贝洗净，浸泡；瘦肉、蜜枣洗净。②鸽子去内脏，洗净，斩件，汆水。③将清水2000毫升放入瓦煲内，煮沸后加入以上食材，大火煮沸后，改用小火煲3小时，加盐调味即可。

养生功效 此汤具有补脾健胃、调精益气等功效。

适合人群 消化不良、痰多黏白、胸脘闷者。

不宜人群 气虚体燥、阴虚燥咳、吐血及内有实热者，干咳无痰、口干舌燥等症状的阴虚体质者。

对症药膳，调理脾胃疾病

※脾胃疾病是日常生活中最常遇到的。一不小心吃错东西就会患上急性肠胃炎，不按时吃饭、忍受饥饿就会胃痛。除此之外，常见的脾胃疾病还有胃及十二指肠溃疡、胃下垂、胃癌等。既然脾胃如此"脆弱"，那我们就更要好好地呵护它们！

▶ 脾胃疾病知多少

　　脾胃疾病属于消化系统疾病。消化系统由消化道和消化腺两部分组成，消化道（由上往下）包括口腔、咽、食管、胃、小肠和大肠等。消化系统疾病多为慢性病，病程较长，容易反复发作，对病人的影响较大。

　　消化系统常见的不适症状有：厌食、腹胀、呃逆（打嗝）、呕吐、便秘、腹泻、便血、腹腔积液等。常见的消化系统疾病有：慢性胃炎、胃及十二指肠溃疡、胃下垂、慢性病毒性肝炎、脂肪肝、肝硬化、胆结石、便秘、痢疾、痔疮、胃癌、食管癌、直肠癌等。我们常说调理脾胃，这里的"调理"，一般为中药调理。但中药大多味苦难咽，若单单喝中药似乎太不符合人们追求美味的习惯了，若能把中药与食材搭配在一起，既可享受食物的美味，又能发挥药物的疗效，那就太完美了！而药膳，就拥有着这样强大的威力。

▶ 调理脾胃，须"对症下药"

　　脾胃疾病一直以来都是人们最容易忽略的。在我们的周围，受脾胃疾病困扰的人实在是太多了，偶发急性肠胃炎的，胃胀、胃闷痛的，胃酸过多的，等等，其实这大多与人们不规律的饮食习惯有关。在现代，生活节奏越来越快，有相当一部分人忙到连早餐也来不及吃；另外，还有些人不能按时进食或饮食过急过饱、饮食不注意卫生等，这些因素都可能引发脾胃疾病，因此，想拥有健康的脾胃，首先要养成良好的饮食习惯。其次，要配合适当的中药调理。下文将详细介绍消化系统常见的不适症状和疾病，并根据各种症状和疾病的特点搭配合理的药膳进行调理，辨证施治，以帮助患者早日康复。

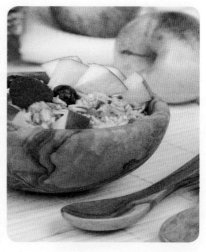

慢性胃炎

　　慢性胃炎是由各种原因引起的胃黏膜炎症，是一种常见病，其发病率在各种胃病中居于首位。本病可发生于各年龄段，十分常见，男性多于女性，而且随年龄增长发病率逐渐增高。现代科学认为，幽门螺杆菌感染、经常进食刺激性食物或药物引起胃黏膜损伤、高盐饮食、胃酸分泌过少及胆汁反流等，都是引起慢性胃炎的原因。主要表现为中上腹疼痛，多为隐痛，常为饭后痛，因进冷食、硬食、辛辣或其他刺激性食物引起症状或使症状加重。上腹饱胀，患者进少量食物，甚至空腹时，都觉上腹饱胀。偶尔伴有烧心、恶心、呕吐、食欲不振、乏力等。慢性胃炎者最重要的是保护胃黏膜，具有此功效的中药和食材有车前草、蒲公英、甘草、黄芪、党参、白术、大黄、丹参、川芎、人参、茯苓、南瓜、酸奶等。

对症药膳 【党参鳝鱼汤】

|配　方| 鳝鱼200克，党参20克，大枣10克，佛手、半夏各5克，盐适量

|制　作|

①将鳝鱼收拾干净，切段。②党参、大枣、佛手、半夏洗净，备用。③把党参、大枣、佛手、半夏、鳝鱼加适量清水，大火煮沸后，小火煮1小时，调入盐即可。

养生功效　此汤具有温中健脾、行气止痛等功效。

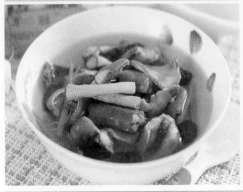

对症药膳 【白果煲猪小肚】

|配　方| 猪小肚100克，扁豆15克，白术10克，白果5颗，盐适量

|制　作|

①猪小肚洗净，切丝；白果炒熟，去壳。②扁豆、白术洗净，装入纱布袋，扎紧袋口。③将猪小肚、白果、药袋一起放入砂锅中，加适量水，煮沸后改小火炖煮1小时，捞出药袋丢弃，加盐调味即可。

养生功效　此汤具有补气健脾、化湿止泻等功效。

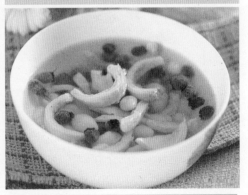

急性肠炎

急性肠炎是由细菌及病毒等微生物感染所引起的疾病，多在进食后数小时突然出现，腹泻每日数次至10余次，大便呈黄色水样，夹杂未消化食物。腹痛，呈阵发性钝痛或绞痛。或伴呕吐、发热、头痛、周身不适等症状，严重者会脱水甚至休克。急性肠炎常用的药材和食材有马齿苋、薏米、菊花、金银花、黄连、秦皮、蒲公英、荷叶、白扁豆、猪瘦肉、鸭肉、荷叶、苋菜、草莓、无花果、茶叶、西瓜、绿豆、冬瓜、丝瓜、大蒜等。忌辣椒、胡椒、桂皮、羊肉、狗肉、海鲜类、荔枝、龙眼、蜂蜜、坚果类等。肠炎患者要注意平时的饮食卫生。不要进食病死牲畜的肉和内脏，肉类、禽类、蛋类等要煮熟后才能食用。少食生冷食物，不吃不新鲜、隔夜食物，尤其对生吃的水果蔬菜应彻底清洗，洗后再食用。平时要少喝酒，忌一切辛辣刺激性食物。

对症药膳 【黄连白头翁粥】

|配 方| 黄连10克，白头翁50克，粳米30克

|制 作|

①将黄连、白头翁洗净，放入砂锅中，加水600毫升，大火煎煮10分钟，去渣取汁。②另起锅，加清水400毫升，放入淘洗过的粳米煮至米开花。③加入药汁，煮成粥，待食。每日3次，温热服食。

养生功效 此粥具有清热燥湿、泻火解毒等功效。

对症药膳 【苹果番荔枝汁】

|配 方| 苹果1个，番荔枝2个，蜂蜜20克

|制 作|

①将苹果洗净，去皮，去核，切成块，备用。②番荔枝去壳，去核。③将苹果、番荔枝放入搅拌机中，再加入蜂蜜，搅拌30秒即可。

养生功效 此品具有涩肠止泻、健胃生津等功效。

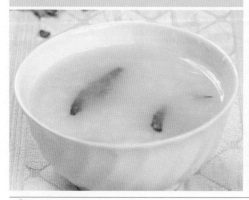

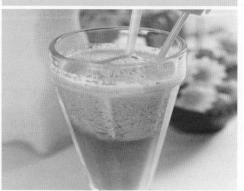

便秘

　　所谓便秘，从现代医学角度来看，它不是一种具体的疾病，而是多种疾病的一个症状。便秘在程度上有轻有重；在时间上可以是暂时的，也可以是长久的。中医认为，便秘主要由燥热内结、气机郁滞、津液不足和脾肾虚寒所引起。中医认为："血虚，则肠失濡润；气虚，则传送无力。"故气血虚弱就容易便秘。便秘是指排便不顺利的状态，包括粪便干燥排出不畅和粪便不干亦难排出两种情况。一般每周排便少于2~3次（所进食物的残渣在48小时内未能排出）即可称为便秘。患者应选择具有润肠通便作用的食物，红薯、芝麻、南瓜、芋头、香蕉、桑葚、杨梅、甘蔗、松子仁、柏子仁、胡桃、蜂蜜、韭菜、苋菜、马铃薯、慈姑、空心菜、茼蒿、甜菜、海带、萝卜、牛奶、海参、猪大肠、猪肥肉、梨、无花果、苹果等。

对症药膳【大黄通便茶】

|配方| 大黄、番泻叶各10克，蜂蜜20克

|制作|
①番泻叶用清水洗净，备用。②锅洗净，置于火上，注入适量清水，将大黄放入锅中煎煮半小时。③熄火加入番泻叶、蜂蜜，加盖闷10分钟，取出即可。

养生功效 此品具有清热泻火、润肠通便等功效。

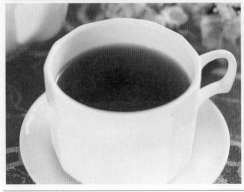

对症药膳【黄连杏仁汤】

|配方| 黄连5克，杏仁20克，萝卜500克，盐适量

|制作|
①黄连用清水洗净备用；杏仁放入清水中浸泡，去皮备用；萝卜用清水洗净，切块备用。②将萝卜与杏仁、黄连一起放入碗中，然后将碗移入蒸锅中，隔水炖。③待萝卜炖熟后，加入盐调味即可。

养生功效 此品具有润肠通便、清热泻火、止咳化痰等功效。

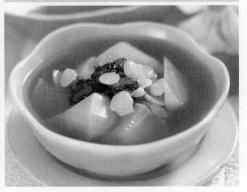

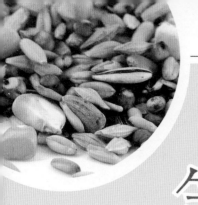

第五章

药膳润肺益气，
养好人体内的 "相傅之官"

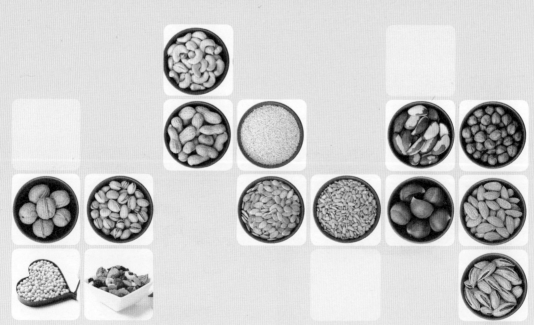

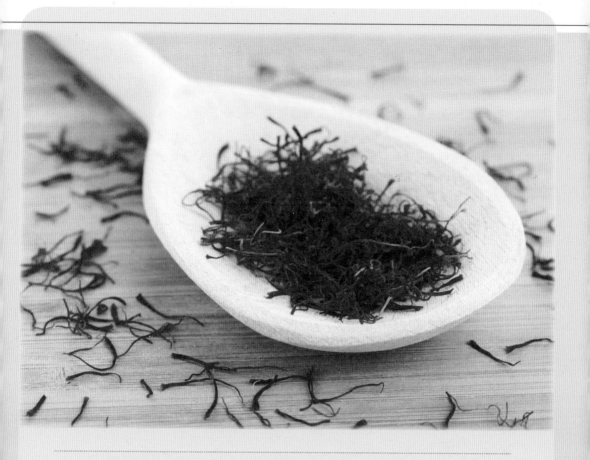

　　《黄帝内经》中记载："肺者，为相傅之官。"肺与心同居膈上，上连气管，通窍于鼻，与自然界之大气直接相通。肺主气、司呼吸，负责气的宣发肃降。肺主呼吸能使自然界的新鲜空气通过肺进入体内，而体内的污浊气体就会通过肺排出体外，让身体的气机畅通无阻。中医有"肺为水之上源"的说法，一旦肺热或肺寒，宣发肃降功能失调，人的气机运行就会受阻，人就会生病，最典型的症状就是咳嗽。因此，在日常生活中，人们可以运用药膳来调养自己的肺脏，以保身体健康。

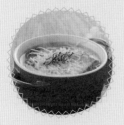 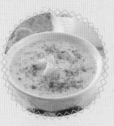 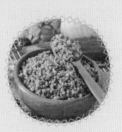 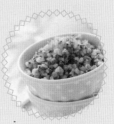

《黄帝内经》中的肺脏养生

※肺主一身之气，是由肺主呼吸的作用而决定的。肺主呼吸能使自然界的清气通过肺进入体内，而体内的浊气通过肺呼于体外，肺吸进的清气与水谷之气组合成宗气，所以说"肺为宗气之化源"。宗气贯注心脉，又通过心主血脉而布散周身，从而维持各脏腑组织器官的功能活动。

▶ 为何说肺是"相傅之官"

《黄帝内经》中说肺是"相傅之官"，也就是说，肺相当于一个王朝的宰相，它必须了解五脏六腑的情况，这也是中医一号脉就能知道五脏六腑的情况的原因。医生要知道人身体的情况，首先就要问一问肺经、问一问"寸口"。因为全身各部的血脉都直接或间接地汇聚于肺，然后散布全身。所以，各脏腑的盛衰情况，必然在肺经上有所反映，而寸口就是一个最好的观察点，通过这个点可以了解全身的状况。肺为华盖，其位置在五脏六腑的最高处，负责气的宣发肃降。中医有"肺为水之上源"之说。一旦肺热或肺寒，宣发肃降功能失调，人的气机运行就会受阻，人就会生病，最典型的症状就是咳嗽。

▶ 认识肺的生理功能

肺为"相傅之官"，是因为肺有以下三大功能，即主气、主肃降、主皮毛。肺的第一大功能是主气，主全身之气。肺不仅是呼吸器官，还可以把呼吸之气转化为正气、清气而输布到全身。《黄帝内经》提到"肺朝百脉，主治节"。百脉都朝向于肺，因为肺是一人之下、万人之上，它是通过气来调节治理全身的。肺的第二大功能是主肃降。肺居西边，就像秋天。秋风扫落叶，落叶簌簌而下。因此肺在人身当中起到肃降的作用，即可以肃降人的气机。肺是肺循环的重要场所，它可以把人的气机肃降到全身，也可以把人体内的体液肃降和宣发到全身各处，肺气的肃降是跟它的宣发功能结合在一起的，所以它又能通调水道，起到肺循环的作用。肺的第三大功能是主皮毛。人全身表皮都有毛孔，毛孔又叫气门，是气出入的地方，都由肺直接来主管。呼吸主要是通过鼻子，所以肺又开窍于鼻。

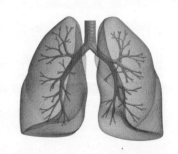

★肺主气，主肃降，主皮毛

▶ 日常生活中的七大养肺法

人们的生活离不开两样东西，一是空气，二是食物。而呼吸空气需要通过肺的运化，可见肺脏的重要性。以下列举了日常生活中的七大养肺法，让人们更好地养护自己的肺！

1.多吃辛味和白色食物养肺气

《黄帝内经》载："辛入肺。"肺属金，味主辛，中医五行学说认为，火克金，火旺容易刑金，导致肺虚，应该多吃辛辣味养护肺气。辛味食物，如生姜、大蒜等都具有增进食欲、祛风散寒、解毒杀菌等功效。

由于辛味是入肺和大肠的，能宣发肺气。气行则血行，气血瘀滞的人就要用辛味，让气血流动起来，一潭死水变成活水，才能有生机。肺系统的病，最常见的就是感冒，而感冒是必用辛味来治疗的。风寒感冒需要用辛温的药物来发汗，风热感冒需要用辛凉的药物来解表。

俗话说，"冬吃萝卜夏吃姜"。最适合食用辛味食物补养肺脏的季节是夏季，夏天虽热，但阳气在表，阴气在里，内脏反而是冷的，容易腹泻，所以要吃有暖胃作用的辛味食物。而冬天阳气内收，内脏是燥热的，则要吃萝卜清胃火。

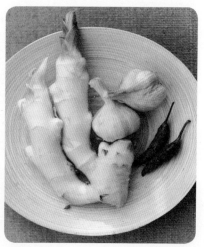

★多吃生姜、大蒜等辛味食物，有助于养护肺气

而一天之内，应该早吃姜，晚吃萝卜，即"上床萝卜下床姜"。清晨时，人的胃气有待升发，吃点姜可以健脾温胃，鼓舞阳气升腾。到了夜间，人是阳气收敛、阴气外盛，吃点萝卜，润喉消食，清肺虚燥之热，有利于休息。

《黄帝内经·内经》又说：白色入肺。养肺除了食用辛味食物外，一些白色食物常常起到补肺的作用，如莲藕、百合、梨、荸荠、萝卜、山药、莲子、薏米等。只要食用得当，均可以滋阴润肺、化痰止咳、清热平喘。如果加上补气的中药做成药膳，如人参莲肉汤、黄芪猴头汤、参芪焖鸭等，滋补效果更好。

2.正确呼吸提升肺活量

肺活量是指在不限时间的情况下，一次最大吸气后再尽最大能力所呼出的气体量，这代表肺一次最大的功能活动量。下面是几种有利于健康的呼吸方法，经常练习，可使肺部得到锻炼，有助于保持呼吸道通畅，提升肺活量，从而向血液提供更多的氧气，使精力更加充沛。

腹式呼吸法：放松身体，两鼻孔慢慢吸气，膈下降，将空气吸入腹部，手能感觉到腹部越抬越高，将空气压入肺部底层。吐气时，慢慢收缩腹部肌肉，膈上升，将空气排出肺部。吐气的时间是吸气的1倍。这种呼吸方式的目的是增加肺容量，尤其有利于慢阻肺和肺气肿病人病情的恢复。

蒲公英呼吸法：快速吸满一口气，呼气时像吹口哨一样慢慢"吹"出，目的是让空气在肺里停留的时间长一些，让肺部气体交换更充分，支气管炎病人可常做。用鼻子深吸一口气，嘴唇缩拢，轻轻地吹气，就好像在吹蒲公英，不停地通过嘴短促呼气直到空气全部被呼出。重复练习8~12次，然后正常呼吸。这是一个柔和的呼吸练习，有助于加强个人对呼吸的控制，可有效镇静安神。

经络呼吸法：坐姿，将右手食指和中指按在眉心上，大拇指按住右鼻孔，只用左鼻孔深长、缓慢地进行5次完全呼吸，仔细体会气体在身体里的运行。右手大拇指松开，以无名指按住左鼻孔，用右鼻孔深长、缓慢地进行5次完全呼吸。这是一个回合，重复练习3~5个回合。练习时不能屏息，初期练习时，自然呼吸，不要刻意延长呼吸时间，保持吸气与呼气时间1∶1的比例。坚持练习3个月以上，呼吸技巧较为熟练后，可将呼吸比例调整为1∶2，并保持这个比例不变。但儿童与老年人只宜保持呼吸练习1∶1的比例。

运动呼吸法：在行走或是慢跑中主动加大呼吸量，慢吸快呼，慢吸时随着吸气将胸廓慢慢地拉大，呼出要快。每次锻炼不要少于20次，每天可进行若干次。

另外，也可直接用吸入水蒸气的办法使肺脏得到滋润。方法很简单：将热水倒入茶杯中，用鼻子对准茶杯吸入，每次10分钟左右，可早晚各1次，有气管炎的患者不宜。

3.适当运动增强肺功能

几乎所有运动都可以锻炼肺活量，因为人在运动中，血液循环加快，肺就会加快血氧交换，从而增强肺功能，提升肺活量。但是最有效的、最为合适的，是如下的运动方式。

扩胸运动：双臂伸直，手掌向下，向前平举，保持手掌向下，缓慢而有力地分别向两侧做展胸动作，然后从两侧收回到身体两侧。双臂上举时吸气，双臂收回时呼气，开始练习时，可反复做50次，逐渐增加到100次。

伸展运动：双臂伸直向前上方举，缓慢而有力地向头后方伸展。上体也可轻微地向后弯，尽量让肩关节达到最大活动幅度，使肩关节有明显的"后震"感，随后双臂收回到身体两侧。双臂上举时吸气，双臂收回时呼气，反复做30~50次。

慢跑：慢跑是锻炼肺部功能的有效简便的方法。每次慢跑300~500米。跑步时注意做到呼吸自然，跑和呼吸配合，距离适当，强度不宜大，千万不要憋气。另外，一定要坚持经常进行此练习。

潜水或游泳：由于压力和阻力原因，游泳能对肺脏进行很好的锻炼，可以增强呼吸系统的功能，加大肺活量；还能使皮肤血管扩张，改善对皮肤血管供血，长期坚持能加强皮肤的血液循环。

此外，提高肺活量的运动方法还有：踢足球、打篮球、折返跑，等等。需要注意的是不管选择哪一种方法，都要持之以恒地练习才能有效。

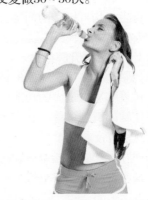

*经常进行一些运动，可以增加呼吸肌的力量，提高肺活量

经常进行以上一种或两种运动，都可以增加呼吸肌的力量，提高肺的弹性，使呼吸的深度加大、加深，提高和改善肺呼吸的效率和功能，从而达到提高肺活量检测数值的目的。

4.耐寒锻炼强健肺部

风凉秋意浓。民间有"春捂秋冻"的说法，这是因为人体内有一套完善的体温调节系统，外界气温的变化能激发人体自身的体温调节系统，从而增强它的功能。气温稍有改变就被动地添减衣服来保暖消暑，会削弱人体体温调节系统的能力，反而不易适应气候的变化。正因如此，秋季正是进行耐寒锻炼的好时候。

耐寒锻炼的方法很多，最常用的如用冷水洗脸、浴鼻，或冷天穿单衣进行体育锻炼、少穿或穿短衣裤到户外进行冷空气浴等。身体健壮的人还可用冷水擦身、洗脚甚至淋浴。

以最为典型的耐寒锻炼冷水浴为例，秋天气温、水温对人体的刺激小，此时开始冬泳或冷水浴锻炼最为适宜。冷水浴，即用5~20℃的冷水洗澡，可分为脸头浴、足浴、擦身、冲洗、浸浴和天然水浴等，

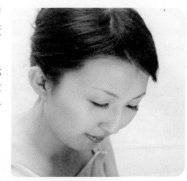
*天凉时进行耐寒锻炼，如用冷水浴脸有利于增强肺部防御功能

应根据个人情况，可练单项，也可按以上顺序，分阶段逐渐由局部过渡到全身冷水浴锻炼。冷水浴水温应由高渐低，洗浴时间应由短渐长。浴后及时用毛巾擦干、擦热。体质差、平时锻炼少的，可先洗温水澡，以后慢慢地降低水温。

除了冷水锻炼外，还可选择一些有助于提高抗寒能力的有氧运动项目，如登山、冷空气浴、坚持秋冬泳等。

有研究表明，适当的耐寒锻炼对人体的心血管、呼吸、消化系统等都有帮助。专家发现，耐寒锻炼可使慢性伤风、感冒、咳嗽、鼻炎、鼻窦炎、咽喉炎、牙周炎、慢性气管炎、支气管炎等呼吸道疾病的发病率明显下降。

需要注意的是，在耐寒锻炼上要因人而异，一些对肺功能损伤不大的呼吸道疾病患者，如慢性支气管炎或急性支气管炎、经常感冒、慢性咽炎等，通过耐寒锻炼，可以提高人体对疾病的抵抗力和免疫力，在秋冬季节减少这些疾病的发作程度和发作次数。但对慢性肺病患者来说，肺部防御功能受损，怕的就是冷空气，因此秋冬季节需要保温或保暖，外出时戴上围巾、口罩，保护气管免受冷空气侵袭。即便要进行耐寒锻炼，也只能在疾病缓解期用冷水洗鼻。

此外，无论采用哪种耐寒锻炼方式，都要遵循循序渐进、持之以恒的科学原则，以让身体充分适应。

5.秋季适宜养肺

中医认为，秋令与肺气相应，秋天燥邪与寒邪最易伤肺。呼吸系统的慢性疾病也多在秋末天气较冷时复发，所以秋季保健以养肺为主。秋季养肺，主要需要做到以下几点：

固护肌表：《黄帝内经》认为，肺主一身肌表。而风寒之邪最易犯肺，诱发或加

重外感、咳嗽、哮喘等呼吸系统疾病，或成为其他系统疾病之祸根。故在秋季天气变化之时，应及时增减衣服，适当进补，增强机体抵抗力，预防风寒等外邪伤肺，避免感冒，是肺脏养生之首要。

滋阴润肺：秋天气候干燥、空气湿度小，尤其是中秋过后，风大，人们常有皮肤干燥、口干鼻燥、咽痒咳嗽、大便秘结等症状。因此，秋令养肺为先。肺喜润而恶燥、燥邪伤肺，中秋后气候转燥时，应注意室内保持一定湿度，避免剧烈运动使人大汗淋漓，耗津伤液。饮食上，则应以"滋阴润肺""少辛增酸""防燥护阴"为原则，可适当多吃些梨、蜂蜜、核桃、牛奶、百合、银耳、萝卜、香蕉、藕等益肺食物，少吃辣椒、葱、姜、蒜等辛辣燥热与助火之物。

防忧伤肺：惊思、惊恐等七情皆可影响气机而致病，其中以忧伤肺最甚。现代医学证实，常忧愁伤感之人易患外感等症。特别到了深秋时节，面对草枯叶落花凋零的景象，在外游子与老人最易伤感，使抗病能力下降，致哮喘等宿疾复发或加重。因此，秋天应特别注意保持内心平静，以保养肺气。

补脾益肺：中医非常重视补脾胃以使肺气充沛。故平时虚衰之人，宜进食人参、黄芪、山药、大枣、莲子、百合、甘草等药食以补脾益肺，增强抗病能力，利于肺部疾病之防治。

宜通便：《黄帝内经》认为肺与大肠相表里，若大肠传导功能正常则肺气宣降；若大肠功能失常，大便秘结，则肺气壅闭，气逆不降，致咳嗽、气喘、胸中憋闷等症加重，故防治便秘，保持肺气宣通十分重要。

6.保持空气流通，预防肺部结核病

肺脏疾病多由空气中的细菌侵入人体引起，尤其是肺结核。肺结核是由结核杆菌侵入人体引起的一种具有较强传染性的疾病，可以通过呼吸道、消化道和皮肤等途径传染。而长时间处在空气不流通的人员密集场所，感染肺结核等传染性疾病的概率比较大。

为了预防肺结核，居家一定要注意空气流通。要注意做到，一天打开两次窗户，一次20分钟或30分钟，以保持通风，这样可以有效稀释空气中结核杆菌的含量，也有助于结核病的治愈。

为了预防肺结核，被子衣服要常在太阳底下暴晒，注意一定是在太阳下直晒，而别隔着玻璃，因为玻璃可以隔离太阳光中的紫外线，而紫外线是杀死结核杆菌的关键。另外，对于肺结核病人的生活用品一定要进行消毒。一可用煮沸法，比如内衣可用煮沸法消毒；二可用干热法，比如碗筷可以直接在火上加热，起到迅速杀菌的作用。专家特别强调，病人咳出的痰液，一定要用纸包裹住并用火烧掉。

*保持通风，有助于减少空气中细菌的含量，可预防肺结核

7.警惕厨房油烟伤肺

长期以来，人们对厨房的空气质量不是太关

心，认为烟熏火燎是厨房的正常现象，殊不知，正是这种认识埋下了隐患。研究表明，浓重的厨房油烟，再加上通风不佳，是中国妇女肺癌发生率高的主要原因。那么如何避免厨房油烟的危害呢？

在非吸烟女性肺癌危险因素中，超过60%的女性长期接触厨房油烟，做饭时烟雾刺激眼和咽喉；有32%的女性烧菜喜欢用高温油煎炸食物，同时厨房门窗关闭，厨房小环境油烟污染严重。近几年，许多青年女性喜欢吃煎炸食物，调查认为，这同样危险，路边煎炸食物常常使用劣质油，而且反复高温加热，产生的高温油烟有毒有害气体浓度特别大，极易损伤呼吸系统细胞组织。

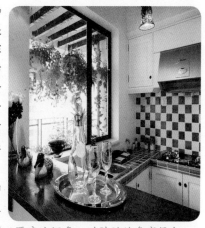
★厨房油烟多，对肺脏的危害很大，因此一定要做好厨房的通风换气

此外，研究人员发现，雌激素在促进肺癌肿瘤细胞生长方面扮演着重要角色，女性体内所具有的雌激素天生就比男性高，这种差异会使妇女增加对肺癌的易感性。需指出的是，现在的女性以瘦为美，盲目节食，这样会使具有防癌作用的维生素摄入量减少，例如维生素C、维生素E及胡萝卜素等。还有另外一部分的原因是女性性格相对男性较内向、快节奏的生活造成的压力等。

对于广大女性朋友来说，要在生活细节处预防肺癌的发生，降低肺癌的发病率。如在烹饪时应尽量使用安全的植物油，炒菜时不要把油锅烧得太热，油温尽可能控制在180℃左右，同时保持良好的厨房通风条件；增加蔬菜、水果的摄入量，尤其多食富含胡萝卜素、维生素C、维生素E、叶酸、微量元素硒等的食品；不可滥用雌激素及盲目节食；而且要生活规律，心情愉快，劳逸结合，锻炼身体，增加防病抗病的能力。

因此，一定要做好厨房的通风换气，在烹饪过程中，要始终打开抽油烟机，如果厨房内没有抽油烟机也一定要开窗通风，使油烟尽快散尽。烹调结束后最少延长排气10分钟。

▶ 提防现代生活方式中的"伤肺元素"

肺主气、呼吸，使体内气体得到交换，维持人体清浊之气的新陈代谢。而日常生活中的许多不良习惯对我们的肺会造成一定的伤害，因此，必须要谨记生活中的"伤肺元素"并远离之。

1.吸烟

烟草燃烧的烟雾中含有20多种化学物质，其中一氧化碳和焦油强烈刺激、毒害呼吸道，会减弱气道的净化作用，同时损坏气管壁及肺泡，破坏呼吸系统。据国内外大规模的研究发现，吸烟者会引起非常多的疾病，如心脏病、肺癌、消化道肿瘤等，尤其是肺癌，吸烟者的发病率比不吸烟的会高出很多倍，这说明了吸烟与肺癌是相关的。另外，吸烟的时间越长，发病率越高，及时戒烟后可以使发病率迅速下降，通常情况下戒烟两年后发病率就与普通人一样了，有的人戒烟几年后肺部还是出现了问题，那是因为之前吸太多的烟早已导致了身体的损害，此时再戒根本起不了太大的作用。因此，最好是在还未发生疾病的情况下就戒烟，这样才能对肺起到最大的保护作用。

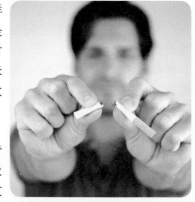

2.环境污染

空气污染对肺的影响更是让人担忧不已。有专家曾形象地把现代人的肺比喻成了永不清洗的"吸尘器"。一个成年人每天呼吸2万多次，吸入超过10立方米的空气。当这些空气受到污染时，肺也成了人所有器官中最脏的一个。空气污染对肺，乃至整个呼吸道系统的危害是综合性的。汽车尾气、油烟、粉尘、花粉、装修后散发出的苯和甲醛、猫狗等动物身上细小的绒毛，甚至被褥上的螨虫和新家具上的油漆味道，都会伤害到肺。先是导致咳嗽、气喘，之后，这种对气管的刺激会直接影响与它紧密相连的肺，让肺泡发生变化，最严重的后果是引发一系列疾病：肺气肿、慢阻肺、肺心病，最终导致心力衰竭和呼吸衰竭。

3.悲伤肺

中医学认为，肺"主气"。这里的气，有两个概念，一是肺主呼吸之气，即吸入大自然的空气，呼出人体内的废气。二是肺主全身之气，即肺将吸入的新鲜空气供应给全身各个脏腑器官，从而保持全身功能活动充沛有力。当肺为悲伤的情绪所伤，就会出现呼吸之气与全身之气两个方面的变化。例如，当一个人因悲伤而哭泣不停，这个人的呼吸往往会加快，我们常说一个小孩子哭得"上气不接下气"，这就是因为悲伤而伤肺，肺气损伤则需要更多空气的补充，故表现为呼吸加快，也就是摄气过程的加快。我们还常见到，有时一个人悲哭过度过久，全身软得像面条一般，别人拉都拉不起来，这就是全身之气都因为肺气损伤而虚损。从症状来看，悲伤肺的主要症状是气短、咳嗽、有痰或无痰、全身乏力、皮肤怕冷。

4.过量运动

研究表明，过量运动不仅达不到减肥健身的目的，还会令呼吸系统受到损伤。若运动量加大，人体所需的氧气和营养物质及代谢产物也就相应增加，这就要靠心脏加强收缩力和收缩频率，增加心脏输出血量来运输。加大运动量时，心脏输出量不能满足机体对氧的需要，使机体处于缺氧的无氧代谢状态。无氧代谢运动不是动用脂肪作为主要能量释放，而主要靠分解人体内储存的糖原作为能量释放。因在缺氧环境中，脂肪不仅不能被利用，而且还会产生一些不完全氧化的酸性物质，如酮体，降低人体运动耐力。血糖降低是引起饥饿的重要原因，短时间大强度的运动后，血糖水平降低，人们往往会食欲大增，这对减肥是不利的。

本草药膳润肺益气

※肺脏是人体呼吸的枢纽，顺畅的呼吸能使人容光焕发、精神爽朗。若肺部功能失常，就会导致身体各方面的不适。因此，好好地养护肺脏，对人体来说具有重要的意义。而药膳则是人们润肺益气的不二之选。

▶ 肺 ——气体交换的场所

肺是体内外气体交换的场所，人体通过肺的呼吸运动，将自然界的清气吸进体内，又将体内的浊气呼出。人体通过肺气的宣发和肃降，使气血津液得以遍布全身。若肺的功能失常，就会导致肌肤干燥、面色憔悴苍白。所以，肺虚的人，皮肤往往干燥无光泽，肺热体质的人显露在皮肤上的问题便是出油，毛孔粗大，痘痘、粉刺接连冒出。

不仅如此，肺部的功能失常还会导致我们身体其他方面的不适，如出现咳嗽、口干等一系列症状。而肺部的养护，主要从饮食方面入手。

▶ 润肺常用的药材和食材

"以食润燥"是从饮食上调理肺脏的原则，生津润肺、养阴清燥的食品最适合在干燥的时候食用。

养肺润肺的食养法则，就是要多吃鲜蔬水果，因为水果和蔬菜中含有的大量的维生素和胡萝卜素能增加肺的通气量。这些鲜蔬水果有：花菜、香芹、菠菜、香菜、青椒、橄榄、山楂、鲜枣、胡萝卜、芒果、南瓜、西红柿、西瓜、紫葡萄。还应该多吃含脂鱼类，如鲑鱼、沙丁鱼、金枪鱼等，这些具有丰富鱼脂的鱼类都能有效防止哮喘的发生。

日常生活中，用于润肺的药材和食材有贝母、百合、麦冬、沙参、白果、罗汉果、西洋参、天冬、鱼腥草、玉竹、杏仁、枇杷叶、银耳、猪肺、老鸭、蜂蜜、冰糖、梨、丝瓜等，这些药材和食材都能起到提高机体免疫力、祛燥润肺的作用。

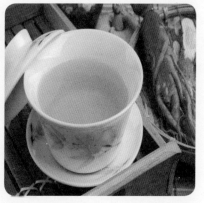

此外，常吃各种坚果如花生、核桃、榛子、松子、瓜子、莲子等，都能起到提高机体免疫力、防止呼吸道感染的作用。

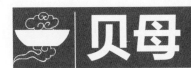

贝母

润肺止咳、清热化痰之佳品

贝母为百合科植物卷叶贝母、乌花贝母或棱砂贝母等的鳞茎。分布于云南、四川、西藏等地。它含固体生物碱（川贝碱）、西贝碱等成分。贝母是润肺止咳的名贵中药材，应用历史悠久，疗效卓著，驰名中外。

【性味归经】
性凉，味苦、甘。归肺、心经。

【煲汤适用量】
5~10克。

【别　　名】
虻、黄虻、莔、川贝母、空草、药实、苦花、勤母。

【适合体质】
肺热咳嗽咳黄痰、肺虚久咳少痰、肺脓疡、淋巴结核者。

【功效主治】

贝母具有清热化痰、润肺止咳、散结消肿等功效，尤其是清热润肺疗效显著。常用于肺热燥咳，干咳少痰，阴虚劳嗽、咳痰带血。除了止咳化痰的功效，贝母还能养肺阴、宣肺、润肺而清肺热，是一味治疗久咳痰喘的良药。

【应用指南】

·治小儿肺阴虚咳嗽· 贝母3克，冰糖适量，梨1个，将贝母、冰糖置于去核的梨中，小火炖煮后使用。

·治百日咳，肺虚证· 贝母3克，鸡蛋1个，将贝母磨成粉，装入鸡蛋内，用湿纸封口，蒸熟食用，每次1个，早、晚各吃1次。

·治痰湿阻络型颈椎病· 贝母、木瓜、陈皮、丝瓜络各6克，冰糖适量。将上药洗净，木瓜、陈皮、丝瓜络先煎，去渣取汁，加入贝母（粉末）、冰糖，服用。

·下乳· 牡蛎、知母、贝母，三物研为细末，同猪蹄汤调下。

·治忧郁不伸，胸膈不宽· 贝母去心，姜汁炒研，姜汁面糊丸，每次70丸。

【选购保存】

贝母据产地不同有川贝母、浙贝母、土贝母之分。川贝母长于清热润肺，浙贝母长于宣肺清热，土贝母长于散结消肿。购买时要问清品种。以质坚、色白、粉性足者为佳。川贝母易虫蛀，受潮后发霉、变色，宜置于低温干燥通风处，防霉、防蛀。

贝母炖鸡蛋

养生药膳

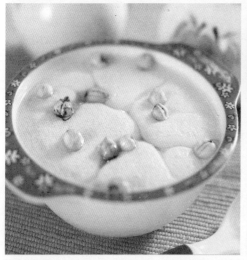

配方 〉贝母6克，鸡蛋2枚，盐少许

制作 〉••••••••••••••••••

①贝母洗净备用。②鸡蛋打入碗中，加入少许盐，搅拌均匀。③将贝母放入鸡蛋中，入蒸锅蒸6分钟即可。

养生功效 贝母可清热化痰、润肺止咳、散结消肿；鸡蛋富含蛋白质，还能补肺养血、滋阴润燥，用于气血不足、热病烦渴、胎动不安等，是扶助正气的常用食品。此品具有清热化痰、生津止渴的功效。

适合人群 〉小儿百日咳、咳嗽痰多黄稠、阴虚劳咳者。

不宜人群 〉脾胃虚寒、寒痰、湿痰等病症患者。

贝母炖豆腐

养生药膳

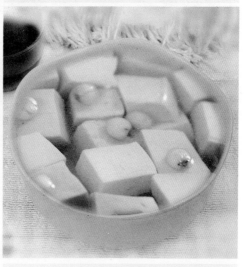

配方 〉豆腐300克，贝母10克，冰糖适量

制作 〉••••••••••••••••••

①贝母打碎或研成粗米状；冰糖亦打成粉状。②豆腐放炖盅内，上放贝母、冰糖，盖好，隔滚水小火炖约1小时，吃豆腐及贝母。

养生功效 豆腐能宽中益气、调和脾胃、消除胀满，贝母可润肺止咳、清热化痰、散结消肿。此品具有润肺化痰、清热润燥等功效。

适合人群 〉咽喉炎、慢性支气管炎、肺结核、肺不张、小儿百日咳等属于燥热伤肺见有上症者。

不宜人群 〉脾胃虚弱者、腹泻者。

对症药膳，调理肺脏疾病

※随着经济的发展、工业的进步，城市环境也受到了极大的破坏，环境污染越来越严重，因此肺部疾病也接踵而来。常见的肺部疾病有肺炎、肺结核、肺气肿、肺癌、哮喘、慢性支气管炎、抑郁症等。要针对不同的症状，采用不同的药膳来调理，这样才能拥有健康的身体。

▶ 肺脏疾病知多少

　　肺脏疾病一般属呼吸系统疾病。呼吸道包括鼻腔、咽、喉、气管和各级支气管，呼吸系统的主要功能就是通过与外界的气体交换，从而获取生命活动所需要的氧气，并且将新陈代谢产生的二氧化碳排出体外。

　　呼吸科常见的不适症状主要有鼻塞、打鼾、咳嗽、咳痰、咯血、气喘、呼吸困难、胸痛等等。常见的呼吸系统疾病有感冒、肺炎、慢性支气管炎、哮喘、肺结核、肺气肿、肺癌等。呼吸科疾病大多是多发病和慢性病，主要病变在气管、支气管、肺部及胸腔，病变轻者多咳嗽、胸痛、呼吸受影响，重者呼吸困难、缺氧，甚至呼吸衰竭而致死。其死亡率在城市居民中占第3位，在农村居民中则占首位，因此我们要引起足够的重视。防治肺脏疾病除了要了解肺脏疾病知识、养成良好的生活习惯外，在饮食方面也不能忽视，多吃具有抗菌抑菌作用的药膳是远离肺脏疾病的一个不错的选择。

▶对症药膳，帮你摆脱肺病困扰

　　由于生活环境、工作环境的不同，人们肺部所受到污染的程度也不一样。从事建筑业的人，经常会吸入大量的粉尘，加上长期吸烟的缘故，得肺病的概率相对来说就更大了。对于养肺护肺来说，吸烟是绝对不可取的。但在生活中，我们却无法避免会接触到一些污染物，这些污染物会不知不觉地侵袭我们的肺脏，使我们得病。肺炎、肺结核、肺气肿、哮喘、慢性支气管炎、肺癌等都是一些常见的肺脏疾病，但并不是每一种疾病都可用同一种方法来治疗。不同的肺脏疾病其治疗重点不同，所需的药膳原料也不一样。只有找出患病根源，切断患病根源，再选择适宜的对症药膳来加以调理，这样身体才能快速恢复健康。

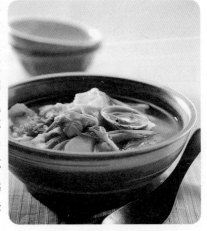

肺炎

肺炎又名肺闭喘咳和肺风痰喘，是肺泡腔和间质组织的肺实质感染，通常发病急、变化快，并发症多，是内科、儿科的常见病之一，以老人及有免疫缺陷的婴儿较为多见。肺炎分为急性肺炎、迁延性肺炎、慢性肺炎。发病原因通常为：接触到顽固性病菌或病毒、身体抵抗力弱、长期吸烟、上呼吸道感染时，没有正确处理，心肺有其他病变，如恶性肿瘤、气管扩张、硅沉着病等。症见发热、呼吸急促、持久干咳，可能有单边胸痛、深呼吸和咳嗽时胸痛，有少量痰或大量痰，可能含有血丝。幼儿患上肺炎，症状常不明显，可能有轻微咳嗽或完全没有咳嗽，应注意及时治疗。肺炎患者宜选用有对抗葡萄球菌作用的中药食材，如菊花、鱼腥草、葱白、金银花、桑叶、牛蒡子、紫苏、贝母、海金沙、茯苓、木香等；宜选用有抑制肺炎球菌作用的中药食材，如白果、桂枝、柴胡、枇杷、莱菔子、花椒、薄荷等。

对症药膳 【百部甲鱼汤】

| 配 方 | 甲鱼500克，生地25克，知母、百部、地骨皮各10克，料酒、盐、姜片、食用油、鸡汤各适量

| 制 作 |

①将甲鱼收拾干净，去壳，斩块，氽烫捞出洗净；将药材洗净，装入纱布袋中，扎紧袋口。②锅中放入甲鱼肉，加入鸡汤、料酒、盐、姜片，用大火烧沸后，改用小火炖至六成熟，加入纱布袋。③炖至甲鱼肉熟烂，去掉纱布袋即可。

养生功效 此汤具有补肝肾、退虚热、滋阴散结等功效。

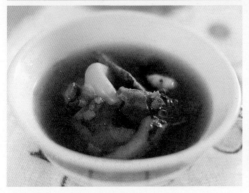

对症药膳 【虫草鸭汤】

| 配 方 | 虫草2克，枸杞子10克，鸭肉500克，盐6克

| 制 作 |

①鸭肉洗净放入沸水中氽烫，捞出再冲净。②将鸭肉、虫草、枸杞子一起放入锅中，加水至没过材料，以大火煮开后转小火续煮60分钟。③待鸭肉熟烂，加盐调味即成。

养生功效 此汤具有强阳补精、补益体力等功效。

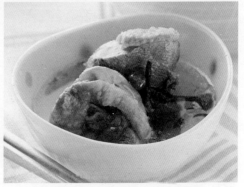

肺结核

　　肺结核由结核分枝杆菌引起，是严重威胁着人类健康的疾病，我国是世界上结核疫情最严重的国家之一。肺结核主要通过呼吸道传染。患糖尿病、硅沉着病、肿瘤者，营养不良者，生活贫困、居住条件差者，施行过器官移植手术、长期使用免疫抑制药物或者皮质激素者易伴发结核病。患者无特异性的临床表现，有些患者甚至没有任何症状，仅在体检时才被发现，大多数患者常有午后低热等结核中毒的症状，也会伴有咳嗽、咳白色黏痰、咯血、胸痛、呼吸困难等症状。患者宜选用有抗结核杆菌作用的中药食材，如百部、远志、苍术、白及、北豆根、淫羊藿、夏枯草、积雪草等；宜选用有增强肺功能作用的中药材和食材，如猪肺、茯苓、人参、银耳、灵芝、党参、白果等；应当选择具有益气、养阴、润肺作用的食物，如白果、燕窝、银耳、百合、山药、糯米等。

对症药膳 【鸡蛋银耳浆】

|配　方| 玉竹10克，鸡蛋1个，银耳50克，豆浆500毫升，白糖适量

|制　作|
① 鸡蛋打在碗内搅拌均匀，银耳泡发，玉竹洗净备用。② 将银耳、玉竹与豆浆入锅加水适量同煮。③ 煮好后冲入鸡蛋液，再加入白糖即可。

养生功效 此品具有滋阴润肺、美容润肤等功效。

对症药膳 【冬瓜白果姜粥】

|配　方| 冬瓜250克，白果30克，大米100克，姜末少许，盐2克，胡椒粉3克，葱少许，高汤半碗

|制　作| ① 白果去壳、皮，洗净；冬瓜去皮洗净，切块；大米洗净，泡发；葱洗净，切花。② 锅置火上，注入水后，放入大米、白果，用大火煮至米粒完全开花。③ 再放入冬瓜、姜末，倒入高汤，改用小火煮至粥成，调入盐、胡椒粉入味，撒上葱花即可。

养生功效 此粥具有敛肺止咳、化痰利水等功效。

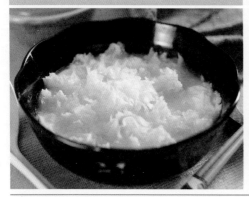

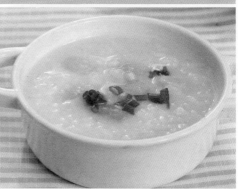

慢性支气管炎

慢性支气管炎是由于感染或非感染因素引起气管、支气管黏膜及其周围组织的慢性非特异性炎症。临床出现连续两年以上，每年持续三个月以上的咳嗽、咳痰或气喘等症状。化学气体如氯、氧化氮、二氧化硫等，对支气管黏膜有刺激和细胞毒性作用；吸烟为慢性支气管炎最主要的发病因素之一。呼吸道感染是慢性支气管炎发病和加剧的另一个重要因素。慢性支气管炎患者宜选择有抑制病菌感染的中药材和食材，如杏仁、百合、知母、枇杷叶、丹参、川芎、黄芪、梨等；宜吃健脾养肺、补肾化痰的中药材和食物，如桑白皮、半夏、金橘、贝母、鱼腥草、百部、胡桃、柚子、栗子、佛手柑、猪肺、人参、花生、白果、山药、红糖、杏仁、无花果、银耳等；忌吃油腻黏糯、助湿生痰、性寒生冷、辛辣刺激、过咸的食物。慢性支气管炎伴有发热、气促、剧咳者，要适当卧床休息。

对症药膳 【南北杏无花果煲排骨】

|配 方| 排骨200克，南杏、北杏各10克，无花果适量，盐3克，鸡精4克

|制 作|

①排骨洗净，斩块；南杏、北杏与无花果均洗净。②排骨放沸水中汆去血渍，捞出洗净。③锅中倒适量水烧沸，放入排骨、无花果和南杏、北杏，用大火煲沸后改小火煲2小时，加盐、鸡精调味即可。

养生功效 此品具有止咳化痰、益气补虚、润肠通便等功效。

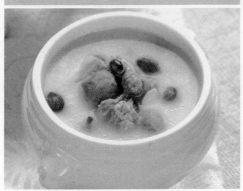

对症药膳 【杏仁菜胆猪肺汤】

|配 方| 菜胆50克，杏仁20克，猪肺750克，黑枣5枚，盐、食用油各适量

|制 作|

①全部材料洗净，猪肺注水、挤压多次，直至猪肺变白，切块，汆烫。②起油锅，将猪肺爆炒5分钟左右。③将2000毫升水煮沸后加入所有材料，大火煲开后，改小火煲3小时，加盐调味即可。

养生功效 此汤具有益气补肺、止咳化痰等功效。

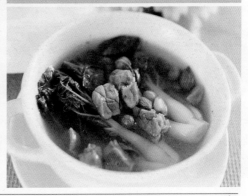

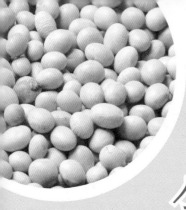

第六章

药膳温补肾脏，养护人体的"作强之官"

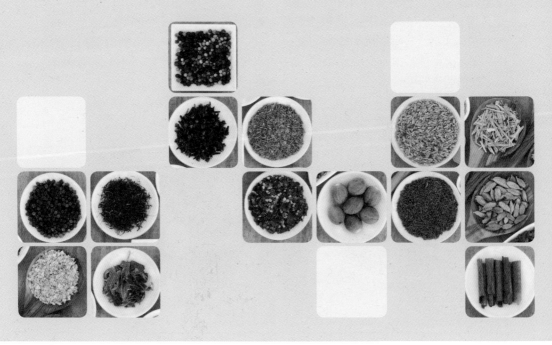

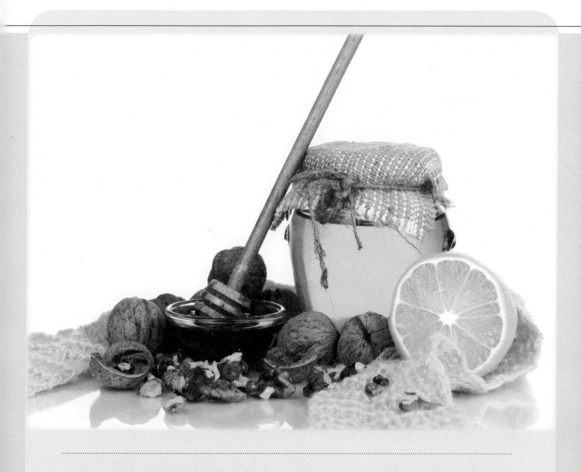

　　《黄帝内经》中记载："肾者，作强之官，技巧出焉。"肾位于腹腔腰部，左右各一，与六腑中的膀胱相表里。中医学认为，肾为先天之本，是人体生命活动的原动力，是我们身体的"老本"。肾主藏精，肾的精气盛衰，关系到生殖和生长发育的能力。肾足，则人体健康、延年益寿；肾虚，则百病丛生、短命早衰。也就是说，养肾是我们身体健康的根本。肾脏所藏之精来源于先天，充实于后天，所以我们一定要好好养护自己的肾脏。在日常生活中，许多药材、食材都能起到补肾的作用，两者配伍煮成药膳食用是一个非常不错的补肾方法。

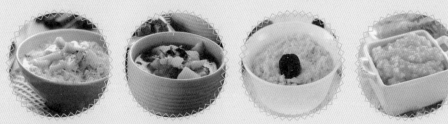

《黄帝内经》中的肾脏养生

※中医认为肾是人体最重要的脏器，是机体生命活力的源泉，贮藏着禀受父母之精和繁衍下一代之精，故称"肾为先天之本"。肾脏是与人体生长发育和生殖功能关系最为密切的器官。肾中精气充足，人体的生长发育及生殖功能就正常，机体的各个脏腑器官组织就能正常地发挥其各自的生理功能。

▶ 为何说肾是"作强之官"

　　肾，俗称"腰子"，作为人体一个重要的器官，是人体赖以调节有关神经、内分泌免疫等系统的物质基础。肾是人体的调节中心、人体的生命之源，主管着生长发育、衰老死亡的全过程。《黄帝内经》说："肾者，作强之官，技巧出焉。"这就是在肯定肾的创造力。"作强之官"，"强"，从弓，就是弓箭，要拉弓箭首先要有力气。"强"就是特别有力，也就是肾气足的表现，其实我们的力量都从肾来，肾气足是人体力量的来源。"技巧出焉"做何解释呢？技巧，就是父精母血运化胎儿，这个技巧是你无法想象的，是由父精母血来决定的，是天地造化而来的。

▶ 《黄帝内经》中的"肾与膀胱相表里"释义

　　《黄帝内经》上说"肾开窍于二阴"，其实就是指肾与膀胱相表里。肾是"作强之官"，肾精充盛则身体强壮，精力旺盛；膀胱是州都之官，负责贮藏水液和排尿。肾与膀胱一阴一阳，一表一里，相互影响。《黄帝内经》里说"恐伤肾"，就是说巨大的恐惧对内会伤害肾脏，肾脏受到了伤害就会通过膀胱经表现出来，生活中常见有人受到惊吓就会尿裤子，就是这个原因。肾与膀胱相表里，又与膀胱相通，膀胱的气化有赖于肾气的蒸腾。所以，肾的病变常常会导致膀胱的气化失司，引起尿量、排尿次数及排尿时间的改变。膀胱的病变有实有虚，虚证常常是由肾虚引起的。同样，膀胱经的病变也常常会转入肾经。膀胱经的热邪影响到肾经，肾经的气机逆而上冲便形成了风厥。

▶ 肾有哪些生理功能

　　肾的功能主要有三个方面：主藏精，主水液代谢，主纳气。

1.肾主藏精

　　肾的第一大功能是藏精。精分为先天之精和后天之精。肾主要是藏先天的精气。肾还主管一个人的生殖之精，是主生殖能力和生育能力的，肾气的强盛可以决定生殖能力的强弱。《黄帝内经·内经·上古天真论》云："女子……七七，任脉虚，太冲脉衰少，天癸竭，地道不通，故形坏而无子也。丈夫八岁，肾气实，发长齿更；……五八，肾气衰，发堕齿槁；……而天地之精气皆竭矣。"在整个生命过程中的生、长、壮、老的各个阶段，其生理状态的不同，决定于肾中精气的盛衰。故《黄帝内经·素问》说："肾者主蛰，封藏之本，精之处也。"平素应注意维护肾中精气的充盛，维护机体的健康状态。

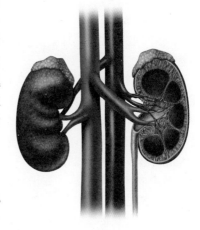

★肾脏主藏精，主水液代谢，主纳气

2.肾主管水液代谢

《黄帝内经·素问·逆调论》："肾者水脏，主津液。"这里的津液主要指水液。《医宗必读·水肿胀满论》说："肾水主五液，凡五气所化之液，悉属于肾。"中医学认为人体水液代谢主要与肺、脾、肾有关，其中肾为最关键。一旦肾虚，气化作用就会失常，可发生遗尿、小便失禁、夜尿增多、尿少、水肿等。

3.肾主纳气

纳气也就是接收气。《类证治裁·喘证》中说："肺为气之主，肾为气之根。肺主出气，肾主纳气，阴阳相交，呼吸乃和。若出纳升降失常，斯喘作矣。"气是从口鼻吸入到肺，所以肺主气。肺主的是呼气，肾主的是纳气，肺所接收的气最后都要下达到肾。

▶ 日常生活中的八大养肾法 ·····························●

日常生活中的正确护理，对于养肾也有很好的疗效。以下列举日常生活中八大养肾法，让人们更好地养护自己的肾脏！

1.经常按摩双耳能强肾

耳位于头面部，是清阳之气上通清窍之一处。由于全身各大脉络聚会于耳，使耳与肾、心、肝、胆、脾等全身各脏腑发生密切联系，其中与肾脏关系最为密切。

肾是人体的重要器官之一，乃先天之本，故《黄帝内经》说："肾气衰，精气亏，天癸竭。"并强调"肾气有余，气脉常勇"是延年益寿的首要条件。又因"肾主藏精，开窍于耳"，耳是"肾"的外部表现，"耳坚者肾坚，耳薄不坚者肾脆"，所以，经常按摩耳朵，可以健肾壮腰、增强听觉、清脑醒神、养身延年。按摩耳朵的具体方法主要有以下几种：

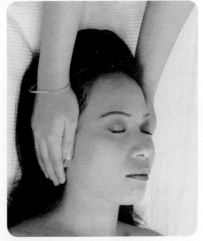

★肾开窍于耳，经常按摩耳朵，可以健肾壮腰

提耳：右手经头顶，以拇指和食指捏着左耳上耳郭，向上轻轻滑提20下。之后，再用左手滑提右耳上耳郭。两耳各做2组，每组20下。

拨耳：双手掌心把耳朵由后向前扫，这时会听到"嚓嚓"的声音。每次20下，每日数次。

揪耳：双手胸前交叉，右手拇指和食指捏着左耳垂，左手拇指和食指捏着右耳垂，同时向下轻轻滑揪，重复20下。

鸣天鼓（掸耳）：双手掌心捂住耳朵，拇指和小指固定头部，余下三指贴放在脑后，一起或分指交错叩击头后枕骨部，即脑户、风府、哑门穴处，耳中"咚咚"鸣响，如击鼓声。敲完后，捂耳的双手掌心迅速离开耳朵，重复20下。

摩全耳：双手掌心摩擦发热后，向后按摩腹面(即耳正面)，再向前反复按摩背面，反复按摩5～6次。此法可疏通经络，对肾脏及全身脏器均有保健作用。

摩耳轮：双手握空拳，以拇指、食指沿耳轮上下来回推摩，直至耳轮充血发热。

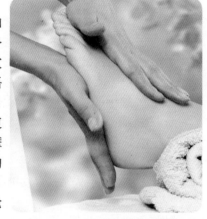

*睡前对足心进行按摩，有助于激发肾气

2.按摩头脚能强肾养精

中医认为，人体随着肾气的逐渐旺盛而生长发育，继而又随着肾气的逐渐衰退而衰老，步入中年以后，理应慎重养肾，切莫盲目地食补和药补。下面介绍几种简便易行、疗效显著的按摩方法，只要持之以恒，便能收到较为理想的强肾效果。

敲腰椎：取站立姿势，大腿分开，双手拇指紧按腰部两侧，每次约5分钟，每日数次，还能防治腰酸背痛和腰膝无力等症。

揉关节：取坐立姿势，先自然伸直下肢，以双手掌紧贴大腿上部自上而下边转动边搓揉至小腿部，以双腿感到酸胀为度。

按腹股：将两手放于大腿两侧的腹股沟处，以手掌沿斜方向轻轻按摩30余次，坚持每天按摩10分钟，对提高精力也有一定功效。

撮谷道：谷道即"肛门"。"撮谷道"，就是做缩肛运动。做时将肛门连同会阴一起上提，同时吸气，然后呼气时放松，反复进行。坐、站、行均可，每次30下左右即可。

摩足心：足心的涌泉穴直通肾经，临睡前坚持温水泡脚，再将双手相互摩擦至热，用左手心按摩右脚心，用右手心按摩左脚心，每次50下左右，以搓热双脚为度。

3.常食黑色食物有利肾脏

根据中医里"五色归五脏"的说法，黑色食物或药物对肾脏具有滋补作用，我们日常生活中所说的"五黑"食物就是其中的典型代表，"五黑"食物包括黑豆、黑米、黑芝麻、黑枣和黑荞麦。

黑豆：

黑豆被古人誉为"肾之谷"，黑豆味甘、性平，不仅形状像肾，还有补肾强身、活血利水、解毒、润肤的功效，特别适合肾虚患者。

黑米：

黑米也被称为"黑珍珠"，含有丰富的蛋白质及铁、钙、锰、锌等微量元素，有开胃益中、滑涩补精、健脾暖肝、舒筋活血等功效，其维生素B_1和铁的含量是普通大米的7倍。

黑芝麻：

黑芝麻性平、味甘，有补肝肾、润五脏的作用，对因肝肾精血不足引起的眩晕、白发、脱发、腰膝酸软、肠燥便秘等有较好的食疗保健作用。它富含对人体有益的不饱和脂肪酸，其维生素E含量为植物食品之冠，可清除体内自由基，抗氧化效果显著，对延缓衰老、治疗消化不良和治疗白发都有一定的作用。

黑枣：

有"营养仓库"之称的黑枣性温、味甘，有补中益气、补肾、养胃补血的功能。

*黑芝麻、黑豆等黑色食物对肾脏有滋补作用，常食可强肾

黑荞麦：

可药用，具有消食、化积滞、止汗之功效。除富含油酸、亚油酸外，还含叶绿素、芦丁及维生素，有降低体内胆固醇、降血脂和血压、保护血管功能的作用。它在人体内形成血糖的峰值比较延后，适宜糖尿病人、代谢综合征病人食用。"五黑"各个都是养肾的"好手"，这五种食物一起熬粥，更是难得的养肾佳品。此外，李子、乌鸡、乌梅、紫菜、板栗、海参、香菇、海带、黑葡萄等，都是可以补肾的食物。

4.肾不好，多泡脚

中医认为，脚底是各经络起止的汇聚处，分布着60多个穴位和与人体内脏、器官相连接的反射区，分别对应于人体五脏六腑。经常泡脚有助于舒经活络，改善血液循环，提肾气，有益于肾脏健康。不过，不同季节、不同时间泡脚，其功效也不同。古人说，"春天洗脚，升阳固脱；夏天洗脚，湿邪乃除；秋天洗脚，肺腑润育；冬天烫脚，丹田暖和。" 所以，坚持一年四季都用热水泡脚，可增强身体的阳气，有益于肾脏。

就泡脚的时间来说，晚上和早上泡脚最好。晚上9点泡脚最护肾，这是因为这时是肾经气血比

*泡脚可增强身体的阳气，有益于肾脏

较衰弱的时辰，在此时泡脚，身体热量增加后，体内血管会扩张，有利于活血，从而促进体内血液循环。泡脚时，水温不能太热，以40℃左右为宜，泡脚时间也不宜过长，以半小时左右为宜。

早上泡脚，是因为夜间睡眠长时间保持同一姿势，血液循环不畅，早上泡脚，正好可以促进血液循环，调节内脏运动神经和内分泌系统。此时泡脚，水温宜控制在40℃左右，以舒适不烫为宜，浸泡5分钟左右。双手食指、中指、无名指三指按摩双脚涌泉穴各1分钟左右，再按摩两脚脚趾间隙半分钟左右。为保持水温，可分次加入适量热水，重复3~5次。如果时间不充裕，仅进行1次即可，或者仅做按摩，不用热水浸泡。

需要注意的是，由于金属易冷，所以泡脚的容器最好用木盆。另外，根据身体的状况，还可以在泡脚水中放些中药材，比如活血的丹参、当归，降火清热的连翘、金银花、板蓝根、菊花等。另外，生姜可以散寒，醋可以改善睡眠障碍，盐水可以杀菌、治脚气。

5.保护腰部，就是保护肾脏

中医认为"腰为肾之府"，"腰不好"等同于"肾不好"。按西医解剖学的理论，肾在腰的两侧，在这一位置出现腰酸等症状，首先就要考虑肾虚、肾气不足。只是中医的肾是一个比较大的功能群体，包括西医的内分泌、泌尿、生殖系统，甚至还有一部分血管神经系统功能，因此其生理作用相当广泛，可谓牵一发而动全身。

中医讲"肾藏精生髓，髓聚而为脑"，所以肾虚可致髓海不足，脑失所养，出现头晕、耳鸣等症状。肾藏精，肾精化生出肾阴和肾阳，相互依存、相互制约，对五脏六腑起到滋养和温煦的作用。如果这一平衡遭到破坏或某一方衰退，就会发生病变，男性会出现性功能问题，如早泄、滑精等，严重者甚至会影响生育。因此，对男性来说，护腰就是保护男性的根本。

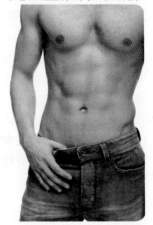

*腰为肾之府，对男性来说，护腰就是保护男性的根本

此外，肾脏和骨骼的关系很明显，很多激素都需要通过肾脏合成。临床上，就有一些男性因为腰部外伤而影响到性功能和生育能力。男性生育是两个问题，一方面要有性生活，腰部有很多交感神经和副交感神经，一旦出现劳损或受伤，疼痛感可能阻碍男性过性生活。另一方面，生育需要排精，腰椎受伤严重，或者是从腰椎前部进行手术，可能会伤害到一些关键神经，从而导致男性性功能障碍、排精障碍等。

一旦发现持续性腰疼，一切使腹压升高的动作，如咳嗽、喷嚏或排便等，都可能加重腰痛和腿的放射痛；或者活动时疼痛加剧，休息后减轻，都可能提示"腰出了问题"，男性应该加以重视。

护腰首先要调整生活方式，注意预防肾脏亏虚，比如不能熬夜、避免久坐。其次，要注意合理饮食。男性可以根据自己的体质状况，选择一些补益肾脏的饮食。多吃一些黏滑的食品，如海参、墨鱼、雪蛤、泥鳅等。

最后是要加强锻炼。在此，推荐一个锻炼姿势——转腰远眺。双脚分开与肩同宽，脚与膝关节朝前，微微屈腿。上身以腰为轴，用头带动整个颈部及上肢，慢慢转动直到最大角度，再转到前面。整个过程中腰尽量做到直立，左右各做10~20次。这个动作可以减轻单一姿势导致的腰痛，有效锻炼腰部肌肉群，提高腰部力量，同时对脊柱骨、椎间盘等腰部关节疾病的预防与康复都有一定作用。此外，发达的腰肌和腹肌像夹板一样，能很好地保持脊柱的动态稳定性，保护腰背部不受伤害。而游泳，尤其是蛙泳，不仅可以锻炼到腰腹肌，还能够保障脊椎间组织的营养供应，维持它的弹性，提高脊椎抵抗外来冲击的能力。

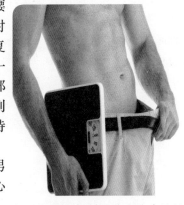

　　控制体重也能有效保护腰部。有啤酒肚的男性，就像在腰上挂了一个大沙包，使得身体的重心向前倾，大幅度增加了腰部的负担。所以，减掉啤酒肚也是保护腰的重要内容。

★加强锻炼，控制体重也能有效保护腰部肌肉和肾脏的健康

6.养肾不能忽视丹田

　　丹田在人体内有三处，两眉之间的印堂穴称为"上丹田"，这是炼神之所；在两乳之间的膻中穴称为"中丹田"，这是炼气之所；在脐下三寸的关元穴称为"下丹田"，这是炼精之所。历代中医都认为下丹田和人体生命活动的关系最为密切。它位于人体中心，是任脉、督脉、冲脉这三脉经气运行的起点，十二经脉也都直接或间接通过丹田而输入本经，再转入本脏。下丹田是真气升降、开合的基地，也是男子藏精、女子养胎的地方。因此，可以说，下丹田是"性命之祖，生气之源，五脏六腑之本，十二经脉之根，阴阳之会，呼吸之门，水火交会之乡"。人体的元气发源于肾，藏于丹田，借三焦之道，周流全身，以推动五脏六腑的功能活动。人体的强弱、生死存亡，全赖丹田元气之盛衰。所以养生家都非常重视保养丹田元气。丹田元气充实旺盛，就可以调动人体潜力，使真气能在全身循环运行。意守丹田，就可以调节阴阳、沟通心肾，使真气充实畅通八脉，恢复先天之生理功能，促进身体的健康长寿。另外，经常按摩丹田穴还可以增强人体的免疫功能，提高人体的抵抗力，从而达到强肾固本的目的。具体方法是把两手搓热，然后在腹部下丹田处按摩30~50次即可。

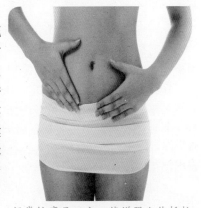

★经常按摩丹田穴，能增强人体抵抗力，达到强肾固本的目的

7.节欲保精能预防肾虚

　　中医有句话叫"欲不可早"，就是说欲望是不可以提前的。欲多就会损精，人如果精血受到损害，就会出现两眼昏花、眼睛无神、肌肉消瘦、牙齿脱落等症状。

　　男耗精，女耗血。过早地开始性生活，对女子来说就会伤血，对男子来说就会伤精，这样对身体的伤害是很大的。因此古代的养生家一直强调人一定要有理性，能控制自己的身体，同时也要控制自己的性欲，否则的话，就会因为欲念而耗散精

气，丧失掉真阳元气。

另外，一个人要想保养人体元气，避免阴精过分流失，除了不能过早进行性生活外，在行房时还应注意季节、时令、环境等多种因素对身体健康的影响。春天，人的生殖功能、内分泌功能相对旺盛，性欲相对高涨，这时适当的性生活有助于人体的气血调畅，是健康的。夏季，身体处于高消耗的状态，房事应适当减少。秋季，万物肃杀，房事也应该开始收敛，以保精固肾，蓄养精气。"冬不潜藏，来年必虚"，所以冬季更应该节制房事，以保养阳气，避免耗伤精血。

另外，喝醉了不能行房事，因为这样特别伤肾，同时也会导致男子的精子减少。阳痿后不可通过服壮阳药行房事，因为这是提前调元气上来，元气一空，人就会暴死。人在情感不稳定的时候，尤其是悲、思、惊、恐等情绪过重的时候不能行房事，否则容易伤及内脏，损耗阴精，还可能因此而患病。行房事时间不可选择在早上，以晚上10点为最佳。在此时，心情是最舒适最愉悦的，一个人的心喜悦了，他的身体也会喜悦，所以在这个时候，人体就要进入到一个男女阴阳结合的时期。

人的精气是有定量的，在长年累月损伤之下必然大量损耗，也许在三年五载内难以感觉到身体有什么大的变化，但一旦发病，想要恢复就很困难了。因此，在性生活方面要保持节制的态度。

8.冬季以保养肾脏为主

《黄帝内经》中有言："肾主冬""冬至一阳生"和"顺时气而养天和"。冬季万物生机潜伏闭藏，正是调养肾的大好时机节。那么，冬季该如何养肾呢?专家提醒冬季养肾可以从以下几方面进行：

早睡晚起、避寒保暖：《黄帝内经》记载"冬三月早卧晚起，必待日光"。意思是说在冬季应该早睡晚起，等太阳出来以后再活动。可见，在寒冷的冬季，保证充足的睡眠尤为重要，因为冬季昼短夜长，人们的起居也要适应自然界变化的规律，适量地延长睡眠时间，才有利于人体阳气的潜藏和阴精的积蓄，以顺应"肾主藏精"的生理状态。

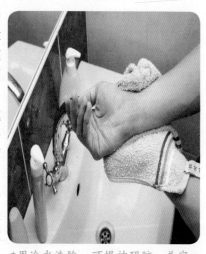

*用冷水洗脸，可提神醒脑、美容护肤

冷面：即用冷水洗脸。冷水是指水温20℃左右的水，可以直接用来洗脸。用冷水洗脸，可提神醒脑，特别是早晨用冷水洗脸对大脑有较强的兴奋作用，可迅速驱除倦意、振奋精神。冷水洗脸，还可促进面部的血液循环，增强机体的抗病能力。冷水的刺激可以使面部和鼻腔的血管收缩，刺激后血管又反射性地扩张。一张一弛，既促进了面部的血液循环，改善了面部组织的营养供应，又增强了面部血管和皮肤的弹性，除能够预防疾病外，还有一定的美容作用。

温齿：即用温水刷牙和漱口。温水是指水温35℃左右的水。口腔内的温度是恒定的，牙齿和牙龈在35℃左右温度下，才能进行正常的新陈代谢。如果刷牙或漱口时不注意水温，经常给牙齿和牙龈以骤冷骤热的刺激，可能导致牙齿和牙龈出现各种疾病，使牙齿寿命缩短。

热足：每晚在临睡前用热水洗泡脚和洗脚。热水是指水温在45～50℃的水。足部位于肢体末端，又处于人体的最低位置，离心脏最远，血液循环较差。常言道"寒从脚下起"，因脚远离心脏，供血不足，热量较少，保温力差，所以除了白天要注意对脚的保暖外，每晚还应坚持用热水洗脚，可以促进全身的血液循环，增强机体防御能力，消除疲劳和改善睡眠。

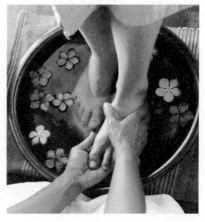

★足心的涌泉穴直通肾经，临睡前坚持用热水泡脚，有助于增强肾气

▶ 提防现代生活方式中的"伤肾元素"

如今，人们越来越注重营养与健康，但肾病发病率却依然居高不下。这是由多种因素共同造成的，人们的生活方式与肾脏健康关系密切。下面介绍的就是现代人六大伤肾的生活方式。

1.喜食重味，吃得太咸

现在很多人都偏爱"重口味"的食物。重口味食物一般含盐量较高，吃了这些食物，血中盐分会增加。一般人体血液总量为4000毫升，如果一个人吃太多的盐，血液内的盐分就会提高，为了平衡盐的比例，人体组织里的水分就会渗进血液，4000毫升的血很可能会变成4300~4600毫升，血液过多就会加重心脏负担，并增加对血管壁的冲击，从而慢慢导致高血压。盐摄入过多，还会使肾脏分泌的肾素增加。它可激活体内的血管紧张素，让血管紧张起来，引起收缩，血压就会升高。因此，饮食不宜过咸。肾脏病、肾功能不好的人尤其不能多吃盐，不然水肿难以消退。同样，肝硬化腹腔积液、心力衰竭、高血压患者，也不能多吃盐。

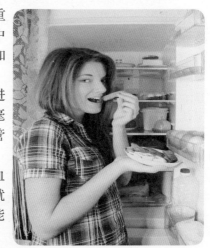

★养肾护肾，饮食宜清淡

2.惊恐伤肾

《黄帝内经·素问》中提出："恐伤肾。"这是因为人在惊恐时气往下沉，可干扰神经系统，出现耳鸣、耳聋、头晕、阳痿等症，严重时能置人于死地。民间常说的"吓死人"，就是这个道理。另外，过喜、过怒、过悲、过忧、过思、过虑等情志活动，必过耗肾精，不仅会导致肾病，而且还伤害其他脏腑。

3.长时间久立伤肾

《黄帝内经·素问》中提出："久立伤骨。"人若久立不动，其下肢静脉血液回流不畅，会引起腰痛、腿软、足麻等症。如果长久站立，很容易发生下肢静脉曲张或导致某些骨骼关节发育畸形。特别是老年人，气血运行本来已经减弱，若再久立不动，更容易伤肾损骨。

4.憋尿伤肾

很多人都有过憋尿的经历，有的是因为工作太忙走不开，有的是为了打牌、玩游戏不肯离开"战场"，但有了"尿意"不及时排尿对健康是非常不利的。其实正常排尿不仅能排出身体内的代谢产物，而且对泌尿系统也有自净作用。憋尿不仅会影响膀胱功能，造成尿路感染，还会出现

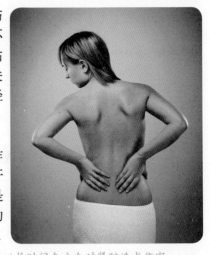

★长时间久立会对肾脏造成伤害。

频尿、血尿、解尿困难、尿灼热、余尿感、下腹不适或疼痛等症状，对肾脏的危害是非常大的。因此，有了"尿意"就要去排尿，不可憋。

5.衣着不适合

随着时代的发展，人们的服饰也不断更新换代。紧身牛仔裤作为一种永不过时的时尚单品，可以拉长腿的线条比例，让人看起来更瘦更苗条，因此成为女性朋友们的宠爱之物。但长期穿着紧身牛仔裤，将对生长发育、身体健康造成危害，例如裤腰过紧，影响腹式呼吸；裤腿过短，勒紧阴部，血液循环不顺畅；裤腿太紧，血液回流受阻。因此，衣着还是要以舒适为主。

6.吃海鲜、喝啤酒

现在很多的年轻人都有吃夜宵的习惯，晚上约上三五知己，来几串烤肉、喝几瓶啤酒痛快痛快，这似乎已成为年轻一代的一种潮流。但殊不知，这样的生活习惯危害极大。吃大量的高蛋白饮食，如大鱼大肉等，会产生过多的尿酸和尿素氮等代谢废物，加重肾脏排泄负担。而大量饮酒

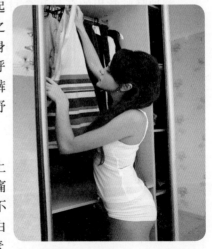

★保护肾脏，还要选择好适宜的衣服

容易导致高尿酸血症，这些习惯同时可引起高血脂等代谢疾病，引发肾脏疾病。因此，要想好好保护肾脏，饮食习惯还是需要十分重视的。

本草药膳温补肾脏

※中医学认为，肾是先天之本，也就是一个人生命的本钱。人体肾中精气是构成人体的基本物质，与人体生命过程有着密切的关系。肾健康说明人体生长、发育、生殖系统有活力；如果肾虚了，一系列衰老现象就会发生。所以人们要保持健康、延缓衰老，就应保护好肾脏功能。

▶ 药膳补肾更显著

"肾藏精，其华在发；肾气衰，发脱落，发早白。"肾气不足，则精不化血，血不养发，表现在外则可见脱发、早秃、斑秃等。肾功能不好的人，其容颜易出现早衰。补肾的方法很多，可用药物补肾，亦可通过运动来改善肾功能，但最健康有效的方法还是药膳食疗法。药膳不同于一般的方剂，它药性温和，更加符合各类人群的身体状况。而且药膳有食物的美味，人们更易于接受和坚持服用，在饮食中不知不觉的养肾。

▶ 补肾常用的药材和食材

养护肾脏常用的药材和食材有：熟地黄、海杜仲、补骨脂、牛膝、芡实、黄精、锁阳、肉桂、肉苁蓉、巴戟天、虫草、何首乌、鹿茸、韭菜、黑米、黑芝麻、猪腰、马蹄、核桃等。

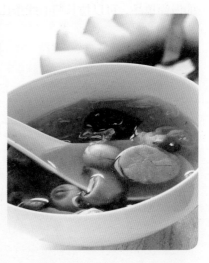

以下还有一些药材和食材，对养护肾脏也有不错的疗效。

①山药：是重要的上品之药，除了能补肺、健脾，还能益肾益精，肾虚的人应该常吃。

②干贝：能补肾阴虚，所以肾阴虚的人应该常吃。

③栗子：既可以补脾健胃，又有补肾壮腰之功，对肾虚腰痛的人特别有益。

④枸杞子：可补肾养肝、壮筋骨、除腰痛，尤其适合中老年女性肾虚患者食用。

⑤鲈鱼：既可补肝肾，又能益筋骨，还能暖脾胃，功效多多。

在日常生活中，人们可以选择以上的药材、食材搭配煮成美味可口的药膳，既能让人大饱口福，又能起到强肾的作用，何乐而不为呢？

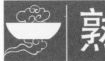

熟地黄 补血滋阴的天赐良药

　　熟地黄为生地黄加上黄酒拌蒸或直接蒸至黑润而成，于秋季时采挖，除去芦头、须根及泥沙再加工制成。它含有梓醇、地黄素、甘露醇、维生素A类物质、糖类及氨基酸等成分。熟地黄是补血益精的圣品。

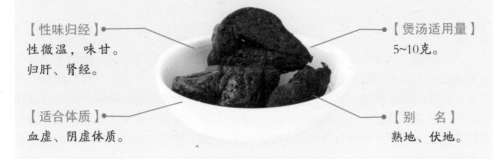

【性味归经】
性微温，味甘。
归肝、肾经。

【煲汤适用量】
5~10克。

【适合体质】
血虚、阴虚体质。

【别　名】
熟地、伏地。

【功效主治】

　　熟地黄具有补血滋润、益精填髓的功效。主治血虚萎黄、眩晕心悸、月经不调、血崩不止、肝肾阴亏、潮热盗汗、遗精阳痿、不育不孕、腰膝酸软、耳鸣耳聋、头目昏花、须发早白、消渴、便秘、肾虚喘促等症。临床用于治糖尿病、高血压、慢性肾炎及神经衰弱，均颇有疗效。

【应用指南】

　　·治肾虚腰背酸痛、腰膝软弱、小便频数· 熟地黄15克，杜仲、续断、菟丝子各10克，核桃仁25克，水煎服。

　　·治肾阴亏损、头晕耳鸣、腰膝酸软、骨蒸潮热、盗汗遗精、消渴· 熟地黄150克，山茱萸（制）、山药75克，牡丹皮、茯苓、泽泻各50克。将以上药材研成细末，过筛，混匀。每100克粉末加炼蜜35~50克，与适量的水，泛丸，干燥，制成水蜜丸；或加炼蜜80~110克制成小蜜丸或大蜜丸即成。口服，水蜜丸一次6克，小蜜丸一次9克，大蜜丸一次1丸，每日2次。

　　·血虚发热，精髓不充，腰酸腿软· 大熟地2千克。将熟地煎熬3次，分次过滤，去滓，合并滤液，用小火煎熬浓缩至膏状，以不渗纸为度，每30克膏汁，兑炼蜜30克成膏，装瓶。每服9~15克，开水冲服。

【选购保存】

　　选购熟地黄时，以体重肥大、质地柔软、断面乌黑油亮、味甜、黏性大者为佳。应置于通风干燥处密封保存，并防霉、防蛀。

熟地黄羊肉当归汤

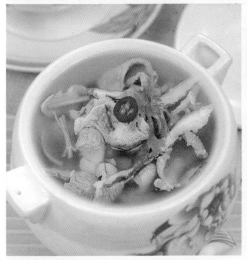

配方 〉熟地黄、当归各10克，羊肉175克，洋葱50克，盐5克，香菜3克

制作 〉••••••••••••••••••••••••••

①将羊肉洗净，切片；洋葱洗净，切块备用。②汤锅上火倒入水，下入羊肉、洋葱，调入盐、熟地黄、当归煲至熟。③最后撒入香菜即可。

养生功效 此汤能够补肾，有助阳气生发之功效，是在春季进补的一道非常不错的药膳。

适合人群 体虚胃寒者、血虚阴亏者、肝肾不足者、中老年体质虚弱者、糖尿病患者、慢性肾炎患者。

不宜人群 脾胃虚弱者、慢性腹泻者、气滞痰多者、腹满便溏者、感冒发热者。

肾气乌鸡汤

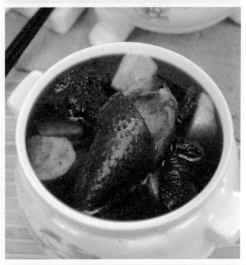

配方 〉熟地黄10克，山药15克，山茱萸、丹皮、茯苓、泽泻、桔梗各10克，车前子、牛膝各7.5克，附子5克，乌鸡腿1只，盐1小匙

制作 〉••••••••••••••••••••••••••

①将乌鸡腿洗净，剁块，入沸水汆去血水；全部药材洗净，备用。②将鸡腿及所有的药材放入煮锅中，加水至没过所有材料，大火煮沸，转小火煮40分钟即可。

养生功效 此汤具有温中健脾、补益气血的功效。

适合人群 体虚血亏、肝肾不足、脾胃不健、肝肾不足者，精子质量下降、性欲减退、阳痿不举、中老年体质虚弱者。

不宜人群 咳嗽多痰者、湿热内蕴者、腹胀者、感冒发热者、急性菌痢肠炎者、皮肤疾病者。

对症药膳，调理肾脏疾病

※肾脏疾病多种多样，但并不是每种疾病都按照同样的方法去治疗。常见的肾脏疾病有慢性肾小球肾炎、肾结核、尿路感染、阳痿、早泄、遗精、前列腺炎等。要根据不同的病症，采用不同的药膳，才能真正做到"对症下药，药到病除"。

▶ 肾脏疾病知多少

肾脏疾病主要分为泌尿科疾病和男性生殖系统疾病。泌尿系统包括肾脏、输尿管、膀胱和尿道等器官，其主要功能是将人体在代谢过程中产生的废物和毒素通过尿液排出体外，保持机体内环境的相对稳定，使新陈代谢正常地进行。泌尿系统疾病的男性发病率比女性较高些，目前已经成为威胁男性健康的主要疾病之一。其主要表现在泌尿系统本身，如排尿改变、尿色改变、肿块、疼痛等，但亦可表现在其他方面，如高血压、水肿、贫血等。常见的泌尿系统不适症状有：少尿、无尿、尿痛、尿血、蛋白尿、腰骶部或小腹部疼痛、水肿等。常见的泌尿系统疾病包括：慢性肾小球肾炎、尿石症、尿路感染、膀胱癌等。

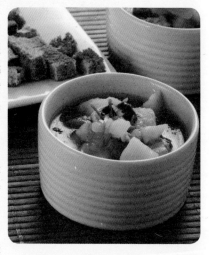

男性生殖系统包括：阴茎、睾丸、附睾、阴囊、前列腺、精液、尿道球腺等，其主要功能是产生生殖细胞，繁殖新个体，分泌性激素和维持副性征。由于种种原因，男性往往对自身生殖系统疾病缺乏认识，对自我保健知识知之甚少，男性看医生的频度要比女性低28%。男性朋友所关心的性欲减退、少精无精、腰骶部或小腹部疼痛、前列腺炎、阳痿、早泄、遗精、不育症等男科常见的症状疾病，都可通过药膳调理来改善。

▶ 肾脏疾病，亦要对症调理

并不是所有的肾脏疾病都适用于同一个药膳处方，不同的病症要采用不同的药材、食材，这样才能发挥药膳的最大疗效。胡乱搭配，只会适得其反。因此，人们在利用药膳补肾的同时，还要了解药膳的一些常识和配伍知识，这样才能吃得安心、吃出健康。

前列腺炎

前列腺炎是指前列腺特异性和非特异性感染所致的急、慢性炎症，从而引起全身或局部的某些症状。其症状多样，轻重也千差万别。常见的症状包括：排尿不适，后尿道、会阴、肛门处坠胀不适，下腰痛，性欲减退，射精痛，射精过早，甚至可并发神经衰弱症等。引起前列腺炎的原因包括：前列腺结石或前列腺增生、淋菌性尿道炎等疾病，经常性酗酒，不注意时受凉，邻近器官炎性病变，支原体、衣原体、脲原体、滴虫等非细菌性感染。经常大量饮酒、吃刺激性食物者、长时间固定坐姿者很容易导致前列腺炎。前列腺炎患者宜选用具有增加锌含量功能的中药材和食材，如桑葚、枸杞子、熟地黄、杜仲、人参、牡蛎、腰果、冬瓜皮、金针菇、苹果、鱼类、贝类、莴笋、西红柿等；宜选用具有消炎杀菌功能的中药材和食材，如白茅根、冬瓜皮、南瓜子、洋葱、葱、蒜、花菜等。

对症药膳【茯苓西瓜汤】

配方 茯苓30克，薏米20克，西瓜、冬瓜各500克，蜜枣5枚，盐适量

制作

① 将冬瓜、西瓜洗净，切成块；蜜枣、茯苓、薏米洗净。② 将清水2000毫升放入瓦煲内，煮沸后加入茯苓、薏米、西瓜、冬瓜、蜜枣，大火煲开后，改用小火煲3小时，加盐调味即可。

养生功效 渗湿利水、益脾和胃，对小便不利、泄泻、遗精、健忘有食疗作用。

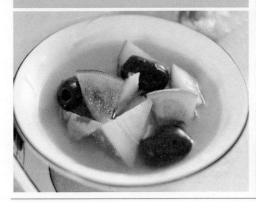

对症药膳【马齿苋荠菜汁】

配方 萆薢10克，鲜马齿苋、鲜荠菜各50克

制作

① 把马齿苋、荠菜洗净，在温开水中浸泡30分钟，取出后连根切碎，放到榨汁机中，榨成汁。② 把榨后的马齿苋、荠菜渣及萆薢用温开水浸泡10分钟，重复绞榨取汁，合并两次的汁，过滤，放在锅里，用小火煮沸即可。

养生功效 健脾利水、消肿止痛。

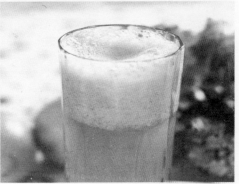

肾结核

　　肾结核是泌尿系统结核症最主要的一种，是继发于其他部位的结核病灶。甚至可蔓延至整个泌尿系统。肾结核的临床表现与病变侵犯的部位以及组织损害的程度有关，主要表现为尿频、尿急、尿痛、排尿不能等等膀胱刺激征，轻度的肉眼血尿或显微镜血尿、脓尿、腰痛，也可以出现食欲减退、消瘦、乏力、盗汗、低热等全身症状。肾结核是由结核杆菌感染引发的，其病原菌可来自于肺结核，也可来自骨关节结核、肠结核等，通过血行播散、尿路感染、淋巴感染、直接蔓延等传播至肾脏。肾结核患者宜选用具有抑制病原体作用的中药材和食材，如虫草、积雪草、白及、鸡骨草、远志、白果、夏枯草、苍术等；宜选择具有抗肺炎病菌的中药材和食材，如天冬、葱白、紫苏、蒲公英、山药、茯苓、海金沙、梨、荠菜等。

对症药膳 【党参麦冬瘦肉汤】

配　方 瘦肉300克，党参15克，麦冬10克，山药适量，盐4克，鸡精3克，生姜适量

制　作
①瘦肉洗净切块；党参、麦冬分别洗净；山药、生姜洗净去皮，切片。②瘦肉余去血污，洗净后沥干。③锅中注水，烧沸，放入瘦肉、党参、麦冬、山药、生姜，用大火炖，待山药变软后改小火炖至熟烂，加入盐和鸡精调味即可。

养生功效 益肺补肾、滋阴补气。

对症药膳 【荠菜四鲜宝】

配　方 荠菜、鸡蛋、虾仁、鸡丁、草菇各适量，盐10克，鸡精、淀粉各5克，黄酒3毫升，食用油适量

制　作
①鸡蛋蒸成水蛋；荠菜、草菇洗净，切丁；虾仁洗净；虾仁、鸡丁用盐、鸡精、黄酒、淀粉上浆后，入四成热油中滑油备用。②锅中加入清水、虾仁、鸡丁、草菇丁、荠菜烧沸后，用剩余调料调味，勾芡浇在蛋上。

养生功效 增强体质、杀菌消炎。

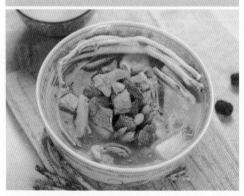

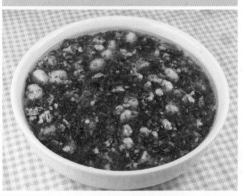